FODMAP PLAN

Der Autor

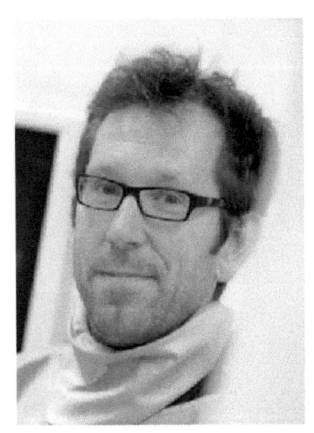

Professor Dr. Martin Storr ist Facharzt für Innere Medizin und Gastroenterologie am Zentrum für Endoskopie in Starnberg. Sein Schwerpunkt liegt auf der Behandlung von Patienten mit funktionellen Magen- und Darmerkrankungen, Patienten mit Nahrungsmittelunverträglichkeiten und Patienten mit chronisch entzündlichen Darmerkrankungen. Für diese Patienten hat er Spezialsprechstunden aufgebaut, kennt die Sorgen und Nöte der Patienten, und gilt als einer der führenden Experten für diese Erkrankungen. Er ist einer der Pioniere der FODMAP-Diät und gerade weil die Ernährung eine für die Patienten so bedeutende Rolle hat, engagiert er sich mit seinen Ratgebern in Ernährungsfragen und verständlichen Patientenratgebern.

PROFESSOR DR. MARTIN STORR

FODMAP PLAN
Unbeschwert essen mit der FODMAP Diät

Ein 4 Wochen Ernährungsplan zur Behandlung von Verdauungsbeschwerden bei Reizdarm, Nahrungsmittelunverträglichkeiten, Morbus Crohn und Colitis ulcerosa.

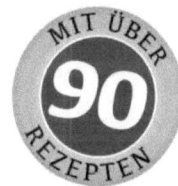

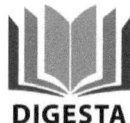

DIGESTA

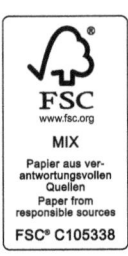

Bibliografische Information der Deutschen Nationalbibliothek:
Die Deutsche Nationalbibliothek verzeichnet diese Publikation in der Deutschen Nationalbibliographie; detaillierte bibliographische Daten sind im Internet über http://dnb.dnb.de abrufbar.

2., erweiterte Neuauflage 2017

© 2015, 2017 Martin Storr, München

Covergestaltung: Pierre Sick, München

Abbildungen Umschlag: © timolina – Fotolia.com, Martin Storr (Porträt)
Abbildungen Innenteil: Martin Storr (Seite 2)

Redaktion: C. Storr - Lektorat: A. Storr
Herstellung und Verlag: BoD - Books on Demand, Norderstedt
Printed in Germany
Dieses Buch wurde im On-Demand-Verfahren hergestellt
ISBN: 978-3-7431-4124-7

Vorwort

Jeder hat schon einmal Sodbrennen, Blähungen, Bauchschmerzen oder Durchfall gehabt. Das ist ganz normal, denn unser Verdauungsapparat ist aktiv und manchmal knarzt es eben im Getriebe. Sodbrennen, Blähungen, Bauchschmerzen und Durchfall sind wie Völlegefühl, Magenschmerzen, Übelkeit, Erbrechen, Bauchkrämpfe und Verstopfung häufige Verdauungsbeschwerden.

Bei manchen treten Verdauungsbeschwerden regelmäßig auf. Hier ist der Übergang vom Normalen zum Erträglichen und vom Erträglichen zum Unerträglichen fließend. Spätestens wenn Verdauungsbeschwerden regelmäßig oder sogar täglich auftreten, gehen diese Beschwerden mit einer Einschränkung der Lebensqualität einher. Verdauungsbeschwerden, die die Lebensqualität einschränken sind nicht selten. Es kann davon ausgegangen werden, dass sich jeder Achte durch Verdauungsbeschwerden belästigt fühlt und jeder Fünfzehnte wegen dieser Beschwerden einen Arzt aufsucht.

Wieso diese Beschwerden auftreten, ist nicht vollständig geklärt. Ein sensibler Magen, ein sensibler Darm und Nahrungsmittelunverträglichkeiten scheinen zu diesen Beschwerden beizutragen. Wissenschaftliche Studien konnten in den letzten Jahren nachweisen, dass auch unser Lebensstil und insbesondere unsere Ernährung bedeutend zu diesen Verdauungsbeschwerden beitragen.

Bestimmte Nahrungsbestandteile wie kurzkettige Kohlenhydrate und Zuckeralkohole, die in unserer Ernährung entweder natürlich vorkommen oder industriell zugesetzt werden, konnten als Mitverursacher dieser Verdauungsbeschwerden identifiziert werden. Diese Nahrungsbestandteile werden unter dem Begriff FODMAP (**F**ermentierbare **O**ligosaccharide, **D**isaccharide, **M**onosaccharide und (engl. **A**nd) **P**olyole) zusammengefasst. Klinische Studien belegen, dass bei einer Ernährung, in der die FODMAPs reduziert werden, Verdauungsbeschwerden seltener vorkommen. Eine solche FODMAP-arme Diät hilft also vielen, die gelegentliche Verdauungsbeschwerden verspüren und dies ändern wollen, sowie Patienten mit einem Reizdarmsyndrom, als auch Patienten mit einer chronisch entzündlichen Darmerkrankung, deren Symptome nicht auf einen entzündlichen Schub zurückzuführen sind, und Patienten mit Nahrungsmittelunverträglichkeiten wie der Laktoseintoleranz, der Fruktoseintoleranz und der Weizensensitivität.

Die FODMAP-arme Diät ist leicht verständlich, wenn man sich mit den Hintergründen, den dazugehörigen wissenschaftlichen Konzepten und den verschiedenen Nahrungsmitteln beschäftigt. Etwas schwieriger ist es die FODMAP-arme Diät zu beginnen und dauerhaft einzuhalten, da ein Abendessen meistens aus einer gekochten Mahlzeit und nicht nur aus einer Karotte besteht. Nach einem langen Tag fehlt einem aber häufig die Energie, um sich aus den FODMAP-armen Nahrungsmitteln eine komplette Mahlzeit zu zaubern. Gut informiert und vorbereitet sein, das ist die beste Strategie. Der vorliegende Ratgeber hilft Ihnen dabei den Einstieg in die ersten vier FODMAP-armen Wochen zu meistern, unterstützt Sie mit einer Vielzahl an FODMAP-armen Rezeptvorschlägen und wenn Sie es möchten sogar mit einem vorgefertigten Menüplan. Dabei wurde darauf geachtet, dass die Rezepte einfach und anwendbar sind, denn wer will schon nach einem langen Tag noch 2 Stunden in der Küche stehen.

Mit dem vorliegenden vier Wochen FODMAP-Plan sollte es Ihnen gelingen die ersten vier Wochen mit köstlichen FODMAP-armen Speisen und damit deutlich weniger Verdauungsbeschwerden zu beginnen.

Ich wünsche Ihnen einen guten Start in Ihre FODMAP-arme Diät und freue mich über Anregungen, Verbesserungsvorschläge, Tipps oder eigene Rezepten. Hierfür erreichen Sie mich unter FODMAP@gmx.de.

München, im Juli 2015
Martin Storr

Vorwort zur 2. Auflage

Seit der ersten Auflage des FODMAP Plans haben sich in Bezug auf die FODMAP Diät zahlreiche neue Erkenntnisse ergeben, die eine Neuauflage sinnvoll und notwendig machen. Es gibt zusätzliche Lebensmittel die bewertet wurden und vereinzelte Lebensmittel deren Bewertung sich geändert hat. All diese Informationen wurden in die aktualisierte Auflage integriert.

Die FODMAP-reduzierte Diät ist inzwischen in vielen Ländern medizinischer Standard und hat in die nationalen und internationalen Behandlungsleitlinien Einzug gehalten. Dazu haben nicht nur die vielen klinischen Studien beigetragen, die die Wirksamkeit der FODMAP-reduzierten Diät belegen, sondern auch die vielen Studien die inzwischen zeigen, dass die FODMAP-reduzierte Diät mit keinen Gesundheitsbeeinträchtigungen oder Mangelzuständen einhergeht und durch die einfache Umsetzbarkeit von den meisten auch langfristig sehr gut toleriert und angewendet wird.

Gerade Studiendaten aus Deutschland ergänzen, dass auch in der deutschen Küche der Austausch von FODMAP-reichen Lebensmittel gegen FODMAP arme Lebensmittel bei bis zu 80% der Patienten eine deutliche Verbesserung der Beschwerden herbeiführt.

Die wissenswertesten Neuheiten rund um die FODMAP Diät sind in der 2ten Auflage unter dem neuen Gliederungspunkt wissenswertes und Neuerrungen zusammengefasst.

München, im Januar 2017
Martin Storr

Inhaltsverzeichnis

VORWORT 5
VORWORT ZUR 2. AUFLAGE 7
INHALTSVERZEICHNIS 8
WAS SIND FODMAPS? 13
    WARUM VERURSACHEN FODMAPS BESCHWERDEN? 15
    WIE WIRD DER FODMAP-GEHALT VON NAHRUNGSMITTELN BEWERTET? 16
    WAS IST NUN DIE FODMAP-DIÄT? 18
    DIE 3 PHASEN DER FODMAP-DIÄT 18
    WAS IST DIE VEREINFACHTE FODMAP-DIÄT ? 20
    WIE WURDE DIE FODMAP-DIÄT ENTWICKELT? 21
    IST DIE FODMAP-DIÄT EIN ALLHEILMITTEL FÜR VERDAUUNGSBESCHWERDEN? 22
    DER ÜBERGANG FODMAP-ARM ZU FODMAP-REICH IST FLIEßEND 23
    WEM HILFT DIE FODMAP-DIÄT? 24
    IST DIE FODMAP-DIÄT SCHWIERIG UMZUSETZEN? 26
    WIE SETZE ICH DIE FODMAP-DIÄT AM BESTEN UM? 27
DAS PRINZIP FODMAP 29
    BLEIBEN SIE REALISTISCH! 30
    HALTEN SIE ES EINFACH! 31
    WIE FANGE ICH AN? 32
    ES GIBT KEINE FODMAP-FREIE ERNÄHRUNG 33
    TIPS ZUM EINKAUFEN 34
    WARUM HABE ICH TROTZ DIÄT MANCHMAL BESCHWERDEN? 36
    HILFE, ICH HABE MICH FODMAP-REICH ERNÄHRT? 36
    WAS MACHE ICH IM RESTAURANT? 37
    WISSENSWERTES UND NEUHEITEN 39
DIE FODMAP-DIÄT BEGINNEN 40
    PHASE I 41
    PHASE II 42
    DAS ERNÄHRUNGS-SYMPTOM-NOTIZBUCH 43
    PHASE III 45

NOCH EIN PAAR TIPPS ZUR FODMAP-DIÄT 46
    Marmelade selber machen 46

    Das Brot-Problem 47

    Was ist Glukose-Fruktose-Sirup? 48

    Knoblauchöl und Zwiebelöl selber machen 49

    Knoblauch und Zwiebeln ersetzen 50

    Laktosefreie Nahrungsmittel 51

    Laktase 52

    Glutenfreie Nahrungsmittel 53

FODMAP - TABELLEN **54**
    Obst 55

    Gemüse 56

    Milchprodukte/Milchersatzprodukte 57

    Fleisch/tierische Produkte 58

    Getreide 59

    Nüsse/Kerne 60

    Süßmittel 61

    Gewürze/Kräuter 62

    Sonstige Nahrungsmittel 62

    Getränke 63

    Alkoholische Getränke 64

    Nahrungsmittelzusatzstoffe 65

DER VIER WOCHEN PLAN **66**
    Vorschlag zum Speiseplan für Woche 1 67

    Vorschlag zum Speiseplan für Woche 2 68

    Vorschlag zum Speiseplan für Woche 3 69

    Vorschlag zum Speiseplan für Woche 4 70

FRÜHSTÜCK **71**
    Arme Ritter mit Ahornsirup 72

    Rührei mit Bacon 73

    Dinkelbrot mit Kressequark 74

Himbeer-Bananen Porridge	75
Joghurt aus Kokosmilch	76
Früchtequark	77
Quinoa mit Nüssen	78
Hirsebrei mit Mandarinen	79
Puffdinkel mit Erdbeeren	80
Strammer Maximilian	81
Reiche Ritter mit Bananenjoghurt	82
Granola Knuspermüsli	83
Hash Browns - Kartoffeltaler	84
Dinkelporridge mit Granola	85
Joghurt aus Sojamilch	86
Dinkelsemmel mit pochiertem Ei	87
Französischer Toast aus dem Ofen	88
Glutenfreie Pancakes	89
Joghurt mit Trauben und Granola	90
Egg Benedict	91
HAUPTMAHLZEITEN	**92**
Brühe aus Rinderknochen	93
Hühnerbrühe	94
Rinderfilet mit Mausohrsalat	95
Lachs aus dem Ofen	96
Fenchelsalat mit Orangen	97
Gebratener Reis mit Putenfleisch / Stirfry	98
Reis mit Rosmarinhackfleisch	99
Gemüseomelette	100
Weißkrautsalat mit Speck	101
Gegrillte Ananas	102
Kürbissuppe	103
Leberkäse mit Spiegelei	104
Kohlrabi mit Schinken	105

Kokossuppe (Thom Kha Gai)	106
Spinatsalat mit Erdbeeren	107
Bok Choi gedünstet	107
Spaghetti Bolognese	109
Hähnchenspieße gegrillt	110
Reis mit Koriander und Mais	112
Cincinnati Chili	113
Milchreis mit Erdbeeren und Minze	114
Chili Con Carne	116
Gegrillte Jakobsmuscheln	117
Milchreis mit Zimtzucker	118
Kraftbrühe aus Rindfleisch	119
Gebratenes Lachsfilet mit Petersilienkartoffeln	120
Back Camembert mit Romanasalat und Preiselbeervinaigrette	121
Dinkel-Bandnudeln mit Tomatensauce	122
Hackfleischbällchen in Tomatensauce	123
Glutenfreier Toast Hawaii	124
Fleischpflanzerl – Frikadelle - Bulette	125
Tartar	126
Gefüllte Tomaten	127
Gulasch im Slowcooker	128
Hühnerbrust auf Rucola Salat	129
Ofenkartoffel mit Kräuterquark	130
Gefüllte Paprika	131
Bratkartoffeln mit Spiegelei	132
Rosmarinkartoffeln	133
Mit Käse überbackene Kartoffeltaler	134
Ofenkartoffel mit Speckwürfeln	135
Thunfischsalat	136
Griechischer Salat	137
Chef Salat	138

- Tomatensalat 139
- Koriander-Minze-Radieschen-Salat 140
- Buchweizen Taboule 141
- Rucola-Kohlrabi Salat mit Bacon 142

ZWISCHENMAHLZEITEN UND SNACKS 143

- Salsa mit Maischips 144
- Kartoffelbrei 145
- Salt & Pepper Chicken Wings 146
- Tortillachips mit Käse überbacken 147
- Tomaten-Mozzarella-Spießchen 148
- Oliven-Tomaten-Tapenade 149
- Getrocknete Tomaten 150
- Getrocknete Tomaten in Öl eingelegt 151
- Bruschetta 152

SÜß-UND NACHSPEISEN 154

- Schokoladenpudding mit Sojamilch 155
- Grütze mit Minze 156
- Süßer Puffreis 157
- Schokoladen Puffreis 158
- Karamellisiertes Popcorn 159
- Erdbeer-Bananenshake 160
- Mandarinen-Bananenquark 161
- Kiwi-Melonen Smoothie 163
- Blaubeer-Himbeer Shake 164
- Ananas-Minz Dessert 165
- Internetseiten 166
- Bücher (deutschsprachig) 166
- FODMAP Apps 167
- Verwendete Abkürzungen 167

Was sind FODMAPs?

Unter dem Akronym FODMAP werden kurzkettige Kohlenhydrate und Zuckeralkohole, die in unserer ganz normalen Ernährung vorkommen, zusammengefasst. Dabei steht FODMAP für **F**ermentierbare **O**ligosaccharide, **D**isaccharide, **M**onosaccharide und (engl. **a**nd) **P**olyole.

Fermentierbar bedeutet in diesem Zusammenhang, dass unsere Darmflora diese Oligo-, Di- und Monosaccharide und die Polyole verstoffwechseln kann.

Die Oligo-, Di- und Monosaccharide sind Kohlenhydrate von unterschiedlicher Größe. Die Polyole sind Zuckeralkohole, die chemisch gesehen Alkohole sind, aber nicht zu verwechseln sind mit dem Alkohol den wir als Genuss- und Suchtmittel ansehen.

F	**Fermentierbare**
O	**Oligosaccharide**
D	**Disaccharide**
M	**Monosaccharide**
A	**und (engl. and)**
P	**Polyole**

Kohlenhydrate wie die Oligo-, Di- und Monosaccharide werden nach Ihrer Kettenlänge eingeteilt, denn Kohlenhydrate bestehen aus Ketten, die sich aus aneinandergereihten einzelnen Zuckerringen zusammensetzen.

Oligosaccharide z.B. sind zusammengesetzt aus 3-10 Zuckerringen. Es handelt sich also um einen Mehrfachzucker. Die Oligosaccharide werden, je nachdem aus welchen Zuckerringen sie gebildet werden und in welcher Form sie in der Ernährung vorkommen unterteilt. Galaktane, Fruktane, Frukto-Oligosaccharide (FOS) und Galakto-Oligosaccharide (GOS) sind typische Beispiele für solche Oligosaccharide, die in vielen Nahrungsmitteln vorkommen.

Disaccharide sind zusammengesetzt aus zwei Zuckerringen. Ein typisches Disaccharid, das im Zusammenhang mit der FODMAP Diät von Bedeutung ist, ist die Laktose, der Milchzucker.

Der Begriff **Monosaccharide** bezeichnet einzelne Zuckerringe. Ein typisches Monosaccharid, das im Zusammenhang mit der FODMAP Diät von Bedeutung ist, ist die Fructose, der Fruchtzucker.

Tabelle 1: Nahrungsmittel die reich oder arm an einzelnen FODMAPs sind.

	reich	arm
Oligosaccharide - Fruktane - GOS	 Bohnen, Weizen, Gerste Bohnen	 Gemüsepaprika, Hafer, Reis
Disaccharide	Milchprodukte	laktosefreie Produkte, Hartkäse
Monosaccharide	Äpfel, Pfirsiche, Honig	Bananen, Erdbeeren, Zitrusfrüchte
Polyole	Äpfel, Pilze, Wassermelonen	

Polyole, also die Zuckeralkohole, die im Zusammenhang mit der FODMAP Diät von Bedeutung sind, kommen teilweise natürlich in unserer Ernährung vor, teilweise werden sie von der Nahrungsmittelindustrie unserer Ernährung hinzugefügt. Sorbit, Mannit und Xylit sind Beispiele für solche Polyole.

Warum verursachen FODMAPs Beschwerden?

Die FODMAPs werden in unserem Dünndarm nicht oder nicht ausreichend verdaut und aufgenommen. Das hat zur Folge, dass eine große Menge dieser FODMAPs in den Dickdarm gelangt. Im Dickdarm und teilweise auch schon im Dünndarm werden die FODMAPs durch die Darmbakterien verstoffwechselt (fermentiert). Bei dieser bakteriellen Verstoffwechslung entstehen auch **Gase**. Diese Gase verursachen unter anderem Bauchschmerzen, einen Blähbauch und Flatulenz.

Zusätzlich ziehen die FODMAPs **Wasser** in das Darmlumen von Dünndarm und Dickdarm und halten es im Darmlumen. Dies wiederum führt zu weichem Stuhl, Durchfall und gesteigertem Darmtransit.

Durch die bakterielle Verstoffwechslung kommt es zu einer Steigerung der Bakterienmenge in unserem Dickdarm. Diese gesteigerte Bakterienmenge spüren wir in einer Erhöhung des **Stuhlgangvolumens**, was wiederum zu einem gesteigerten Darmtransit und auch zu Übelkeit und weiteren Symptomen führen kann.

Die drei Hauptmechanismen, durch die FODMAPs Beschwerden verursachen, sind also Bildung von Darmgasen durch die bakterielle Verstoffwechslung, Steigerung der Wassermenge im Darm und Erhöhung des Stuhlgangvolumens.

Wie wird der FODMAP-Gehalt von Nahrungsmitteln bewertet?

Das neue an der FODMAP-Diät ist, dass hier nicht einzelne Nahrungsbestandteile wie Laktose oder Fruktose bewertet und reduziert werden, sondern dass die Nahrungsmittel nach ihrer Gesamtmenge an Bestandteilen, die Verdauungsbeschwerden verursachen (die FODMAPs), bewertet werden.

Es ist deshalb auch nicht notwendig, für jedes Nahrungsmittel die einzelnen enthaltenen FODMAPs aufzulisten. Aus diesem Grund ist die Tabelle 1 kurz gehalten und dient dem Verständnis und der Information, aber nicht dem ausführlichen Auflisten aller Nahrungsmittel.

Exemplarisch ist in Tabelle 2 nun angegeben wie eine FODMAP-Bewertung abläuft. Für jedes Nahrungsmittel wird der Gehalt der einzelnen FODMAPs bewertet und dann eine Gesamtwertung ermittelt. Zahlreiche Nahrungsmittel sind auf diese Weise bewertet und weiter hinten in diesem Buch finden sich entsprechende Tabellen.

Tabelle 2: Beispiel für die FODMAP-Bewertung von Nahrungsmitteln (Zitrone/Kirschen)

	Oligo-Saccharide	Di-Saccharide (Laktose)	Mono-Saccharide (Fruktose)	Polyole	Gesamtwertung
Zitrone	sehr wenig	keine	mäßig	sehr wenig	FODMAP-arm
Kirschen	sehr wenig	keine	viel	sehr wenig	FODMAP-reich

Im Zusammenhang mit der FODMAP-armen Diät werden Nahrungsmittel also nach ihrem gesamten FODMAP-Gehalt in FODMAP-reich oder FODMAP-arm unterteilt. Dies ist eine praktikable Lösung, denn diese Bewertung erlaubt nun eine Benennung von Nahrungsmitteln, die eher Beschwerden verursachen (FODMAP-reich) und Nahrungsmitteln, die eher keine Beschwerden verursachen (FODMAP-arm).

Diese FODMAP-Bewertung geht von verschiedensten Annahmen aus. Eine sehr wichtige Annahme ist die vermutete Portionsgröße, die in einer vermutlichen Mahlzeit verzehrt wird. Eine große Portion enthält selbstverständlich mehr FODMAPs als eine kleine Portion. Um dennoch eine Bewertung in FODMAP-reich und FODMAP-arm abgeben zu können, wird bei der Bewertung eine vermutliche Portionsgröße angenommen. Diese vermutliche Portionsgröße schwankt z.B. in verschiedenen Ländern. Das ist ein Grund warum in verschiedenen Tabellen aus verschiedenen Ländern die FODMAP-Bewertungen bei einzelnen Nahrungsmitteln unterschiedlich ausfallen.

Was ist nun die FODMAP-Diät?

Die FODMAP-Diät ist eine Diät, in der FODMAP-reiche Nahrungsmittel reduziert werden. Diese Reduktion von FODMAP-reichen Nahrungsmitteln führt dazu, dass Verdauungsbeschwerden deutlich reduziert werden oder sogar vollständig verschwinden. Vermieden, oder besser gesagt reduziert, werden die FODMAP-reichen Nahrungsmittel, denn diese führen vermehrt zu Beschwerden. Die FODMAP-armen Nahrungsmittel führen seltener zu Beschwerden. Die FODMAP-Diät führt nicht zu einer Heilung eines Reizdarmsyndroms oder anderer Erkrankungen, nur die begleitenden Verdauungsbeschwerden werden reduziert.

Zu den gebesserten Verdauungsbeschwerden gehören Blähungen, Flatulenz, Stuhlgangsveränderungen wie Durchfall, harter Stuhl oder Verstopfung ebenso wie Bauchschmerzen und Bauchkrämpfe. Welche Nahrungsbestandteile sich hinter den FODMAPs verstecken, erfahren Sie etwas später in diesem Ratgeber in den Tabellen.

Die 3 Phasen der FODMAP-Diät

In der FODMAP-reduzierten Diät werden also die FODMAP-reichen Nahrungsmittel, die Verdauungsbeschwerden mitverursachen, reduziert.

Die FODMAP-Diät läuft in 3 Phasen ab.

1) Die erste Phase besteht aus einer 6-wöchigen streng FODMAP-armen Diätphase. In dieser Phase ist es das Ziel die Verdauungsbeschwerden

maximal zu reduzieren und es wird ein Gefühl dafür entwickelt, welcher persönliche Maximalerfolg erreichbar ist.

2) In der zweiten Diätphase, die sich an die erste Phase anschließt, werden schrittweise FODMAP-reichere Nahrungsmittel in die Diät wieder aufgenommen. Dabei ist erlernbar, bei welcher Menge eines FODMAP-reichen Nahrungsmittels die persönliche Toleranzschwelle liegt, genauer gesagt, welche Menge eines FODMAP-reichen Nahrungsmittels beschwerdefrei vertragen wird oder welche Menge wieder Beschwerden verursacht. Wichtig in dieser zweiten Diätphase, die ja individuell und auf jeden Einzelnen persönlich zugeschnitten abläuft, ist, dass die Toleranzschwelle für jedes Nahrungsmittel einzeln getestet wird. In dem

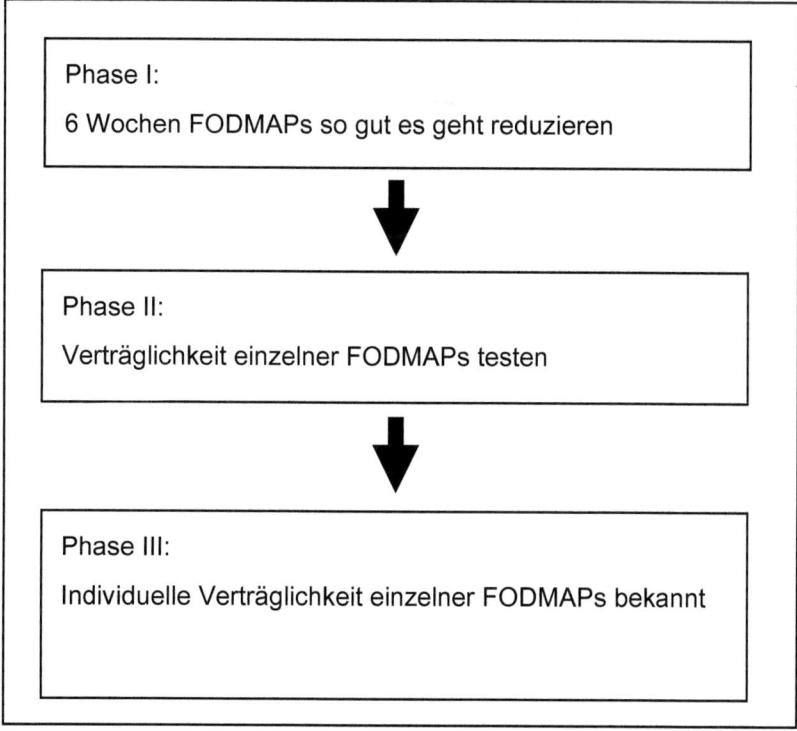

Moment in dem zwei FODMAP-reiche Nahrungsmittel zeitgleich getestet werden, kann nicht mit Sicherheit geschlossen werden, welches von beiden Nahrungsmitteln vertragen wird und welches nicht. Es sollte auch darauf geachtet werden, dass diese persönliche Toleranzschwellenbestimmung langsam abläuft, denn es bedarf einer gewissen Zeitspanne, manchmal sogar 1-2 Tage, bis sich die Verdauungsbeschwerden nach der Aufnahme eines FODMAP-reichen Nahrungsmittels einstellen. Nicht alle schaffen die zweite Diätphase alleine, manchmal ist eine Ernährungsberatung oder ein individuell erstellter Diätplan hilfreich.

3) In der dritten Phase haben Sie es geschafft. Sie haben erfolgreich die Phase 1 durchlaufen und erlernt wie Sie Ihre Symptome in Griff bekommen, wenn Sie eine strenge FODMAP-arme Diät einhalten. Anschließend haben Sie erfolgreich die Phase 2 durchlaufen und haben erlernt welche Mengen FODMAP-reicher Nahrungsmittel Sie vertragen und ab welcher Menge diese Nahrungsmittel Beschwerden verursachen. Nun befinden Sie sich in Phase 3 und können Ihren persönlichen Ernährungsplan individuell gestalten, weil Sie wissen, welches Nahrungsmittel Sie in welcher Menge vertragen ohne dass es Symptome verursacht.

Was ist die vereinfachte FODMAP-Diät ?

Je nachdem, wie schwer Ihre Verdauungsbeschwerden sind, wollen Sie diese Beschwerden mit einer strengen Diät oder mit einer nicht so strengen Diät reduzieren. Wenn Sie den Weg der strengen Diät gehen, dann empfiehlt es sich die oben genannten Phasen der FODMAP-Diät zu durchlaufen. Gerade bei dieser strengeren Form der Diät ist es empfehlenswert, wenn Sie sich begleitende Hilfe suchen. Solche Hilfe finden Sie bei einem Ernährungsmediziner, also einem auf Ernährungsfragen spezialisierten Arzt oder bei einer Ernährungsberatung. Durch solch eine professionelle Hilfe lassen sich eine falsche Ernährung oder durch die Diät verursachte Mangelzustände vermeiden.

Wenn Ihre Verdauungsbeschwerden aber nicht so stark ausgeprägt sind und Sie mit einer kleineren Verbesserung auch schon zufrieden sind, dann ist es auch möglich eine vereinfachte FODMAP-Diät durchzuführen. Bei dieser vereinfachten Form der FODMAP-reduzierten Diät halten Sie sich an die Tabellen und verschieben die Auswahl der Nahrungsmittel von der FODMAP-reichen auf die FODMAP-arme Seite, ohne dass Sie sich zu 100% an diese Tabellen halten. Sie haben es dann selbst in der Hand, wie viel der FODMAP-reichen Nahrungsmittel, die die Wahrscheinlichkeit von Beschwerden erhöhen, Sie zu sich nehmen.

Wie wurde die FODMAP-Diät entwickelt?

Die FODMAP Diät wurde über viele Jahre entwickelt. Grundlage waren Aufzeichnungen von Patienten mit und ohne Verdauungsbeschwerden, die Ernährungs-Symptom-Tagebücher geführt haben und über längere Zeit sowohl Ihre tägliche Ernährung als auch Ihre Symptome aufgezeichnet haben.

Diese Aufzeichnungen wurden ausgewertet und dabei wurde aufgedeckt, dass sich manche Verdauungsbeschwerden auf bestimmte Nahrungsmittel zurückführen lassen. Die noch detailliertere Analyse hat dann herausgefunden, dass es nicht die Nahrungsmittel selbst, sondern bestimmte Inhaltsstoffe, eben die FODMAPs sind, die diese Beschwerden verursachen. Vereinfacht gesagt, eine hohe Menge FODMAPs in der Ernährung führt zu Symptomen, eine niedrige Menge FODMAPs vermindert Symptome.

Diese Entstehungsgeschichte unterscheidet die FODMAP-arme Diät von vielen anderen Diäten zur Behandlung von Verdauungsbeschwerden. Die FODMAP-arme Diät ist gezielt aus Patientenberichten entstanden und dann entwickelt worden. Andere Ernährungsvorschläge beruhen auf keiner solch breiten und fundierten Basis.

Ist die FODMAP-Diät ein Allheilmittel für Verdauungsbeschwerden?

Nein, das wäre zu viel verlangt. Die FODMAP Diät heilt keine Erkrankungen. Gerade bei Beschwerden die durch die Nahrungsaufnahme verursacht werden, führt die Reduzierung der FODMAPs in der Ernährung aber zur Verbesserung von Verdauungsbeschwerden.

Die eigene Verdauung bleibt aber individuell. Jeder hat das ein oder andere Nahrungsmittel das zu individuellen Beschwerden und Unverträglichkeiten führt. Diese Individualität ist in der FODMAP-Diät nicht berücksichtigt und solche individuell unverträglichen Nahrungsmittel werden entweder selbst bemerkt oder bei einer Ernährungsberatung herausgefunden. Die Phase 2 der FODMAP-Diät hilft Ihnen aber dabei, diese individuellen Unverträglichkeiten zu erkennen und Ihre Toleranzschwellen zu ermitteln.

Der Übergang FODMAP-arm zu FODMAP-reich ist fließend

Es ist sehr wichtig, das FODMAP-Prinzip im Detail zu verstehen.

Bei manchen Nahrungsmitteln wie z.B. Wasser ist die Bewertung sehr einfach. Wasser ist FODMAP-arm, genauer gesagt FODMAP-frei. Andersherum verhält es sich z.B. mit Honig. Honig ist FODMAP-reich.

Bei vielen Nahrungsmitteln ist der Übergang aber fließend. Beispielhaft stehen hier die Nüsse. Während eine kleine Menge Nüsse verträglich ist und die FODMAP-Menge tolerabel erscheint, ist eine größere Menge schlechter verträglich und bringt dann zu viele FODMAPs mit sich.

Vor diesem Hintergrund sind die Nahrungsmittelbewertungen zu sehen. Am besten ernähren Sie sich ausgewogen und abwechslungsreich auf der FODMAP-armen Seite, dann wird dies vom größtmöglichen Erfolg beschieden sein.

Und bleiben Sie ehrlich zu sich selbst. Wenn Sie voller Lust doch mal in einen Apfel gebissen haben, weil dieser Sie so angelacht hat, dann geht die Welt nicht unter. Die Beschwerden in den nächsten Stunden und Tagen sind dann aber auf den Apfel zurückzuführen und nicht auf ein Versagen des FODMAP-Prinzips. Sie wissen durch diesen Ratgeber genau, wie Sie wieder auf die symptomarme Seite des Lebens zurückkehren.

Die Tabellen mit den FODMAP-Bewertungen sind nicht als strenge ‚Ja - Nein' Tabellen gedacht, sondern die Tabellen stellen eine Orientierungshilfe dar. Mit 5 Mandeln nehmen Sie eine kleine Menge FODMAPs zu sich, 10-15 Mandeln sind eine moderate Menge, die bei manchen Menschen schon Beschwerden verursacht, und 20 Mandeln sind eine große Menge bei der Sie viele FODMAPs aufnehmen. Sie können also auch mit FODMAP-armen Nahrungsmitteln eine große Menge FODMAPs aufnehmen und Beschwerden verursachen, z.B. wenn Sie sehr viel davon essen.

Wem hilft die FODMAP-Diät?

Die FODMAP-arme Diät ist bei verschiedensten Verdauungsbeschwerden hilfreich. Besonders gut lassen sich Blähungen, Flatulenz, Bauchschmerzen, weicher Stuhl, häufiger Stuhl, häufiger Stuhldrang und Durchfall mit einer FODMAP-armen Diät verbessern. Beschwerden, die sich auch bessern, die aber nicht so gut in Studien untersucht wurden sind Sodbrennen, Aufstoßen, Völlegefühl, Übelkeit, harter Stuhlgang und Verstopfung.

Tabelle 3: Verdauungsbeschwerden, die am besten unter der FODMAP-Diät gebessert werden.

Blähungen
Flatulenz
Bauchschmerzen
häufiger Stuhl
häufiger Stuhldrang
weicher Stuhl
Durchfall

Am besten ist die FODMAP-arme Diät bei Patienten mit einem Reizdarmsyndrom getestet, hierzu gibt es mehrere klinische Studien. Gut wirksam ist die FODMAP-arme Diät aber auch bei anderen Erkrankungen. Bei chronisch entzündlichen

Darmerkrankungen wie einem Morbus Crohn und einer Colitis ulzerosa, bei Nahrungsmittelunverträglichkeiten, wie der FODMAP-Sensitivität, bei Nahrungsmittelunverträglichkeiten, wie der Laktoseintoleranz und der Fruktoseintoleranz, bei der eine Eliminationsdiät nicht ausreichend wirksam ist, und bei Patienten mit den verschiedensten Formen der Getreide- und Weizenunverträglichkeiten. Bei all diesen Erkrankungen ist die FODMAP-arme Diät die erste Wahl oder zumindest die Basis für eine sinnvolle Diät. Nur bei den chronisch entzündlichen Darmerkrankungen, wie einem Morbus Crohn und der Colitis ulzerosa, ist einzuschränken, dass eine alleinige FODMAP-arme Diät nicht geeignet ist die Erkrankungen in Griff zu bekommen, meistens sind zusätzliche Maßnahmen erforderlich. Die FODMAP-arme Diät ist aber auch bei Patienten mit einer chronisch entzündlichen Darmerkrankung gut geeignet, begleitende Verdauungsbeschwerden zu minimieren.

Tabelle 4: Bei Verdauungsstörungen im Zusammenhang mit den hier genannten Erkrankungen ist eine FODMAP-Diät hilfreich.

Reizdarmsyndrom

Chronisch entzündliche Darmerkrankungen
- Morbus Crohn
- Colitis ulzerosa

Nahrungsmittelunverträglichkeiten
- FODMAP-Sensitivität
- Laktoseintoleranz
- Fruktoseintoleranz
- Getreideunverträglichkeit
- Glutensensitivität
- Weizenunverträglichkeit

Ist die FODMAP-Diät schwierig umzusetzen?

Die FODMAP-Diät ist in ihren Grundzügen einfach umzusetzen. Die Unterscheidung der Nahrungsmittel in FODMAP-reich und FODMAP-arm finden Sie in den Tabellen. Anhand dieser Tabellen erkennen Sie, dass viele Nahrungsmittel als FODMAP-arm eingestuft sind und im Rahmen der FODMAP-Diät verzehrt werden können.

Sehr einfach lässt sich die FODMAP Diät also umsetzen, wenn es um die Entscheidung geht welches Obst Sie wählen sollen. Exemplarisch werden Sie zunächst auf Äpfel und Birnen verzichten, können im Gegenzug unter Bananen Erdbeeren und Orangen aber frei auswählen.

Ebenso ist es einfach, das Beilagengemüse auszuwählen. Blumenkohl und Zuckererbsen sind nicht geeignet, im Gegenzug haben Sie freie Auswahl bei zum Beispiel bei Brokkoli, Kartoffeln oder Kohlrabi, um nur einige Ersatzgemüse zu nennen.

Etwas komplexer gestaltet sich die FODMAP-arme Ernährung, wenn Sie ganze Mahlzeiten oder Desserts zubereiten wollen, denn diese bestehen ja nicht aus einer Zutat sondern aus mehreren Zutaten. In gewissen Grenzen ist es möglich eigene Rezepte mit niedrigem FODMAP-Gehalt zu entwerfen, auf Dauer werden Sie dies als anstrengend empfinden. Aus diesem Grund sind Rezeptbücher mit FODMAP-armen Rezeptvorschlägen sehr hilfreich, da Sie Ihnen das Leben erleichtern. Sie können diese Rezeptvorschläge direkt in die Tat umsetzen oder sich von den Vorschlägen inspirieren lassen und diese Rezepte an den eigenen Geschmack anpassen.

Wie setze ich die FODMAP-Diät am besten um?

Der wichtigste Gedanke der Ihnen in diesem Zusammenhang kommen sollte, ist der Begriff ‚konsequent'. Wer die Entscheidung trifft mit einer FODMAP-Diät seine Verdauungsstörungen kontrollieren zu wollen, der sollte dies konsequent tun. Sicherlich wird die gelegentliche FODMAP-arme Mahlzeit Ihnen helfen, Ihre Verdauungsbeschwerden etwas besser unter Kontrolle zu bekommen, den bestmöglichen Effekt werden Sie aber erst dann sehen, wenn Sie sich dazu entscheiden die FODMAP-arme Diät 4-6 Wochen in aller Konsequenz auszuprobieren.

Dazu ist es notwendig die FODMAP-Diät und die dahinter stehenden Konzepte zu verstehen. Zum besseren Verständnis sollten Sie sich ausreichend Informationen zur FODMAP-Diät einholen. Sobald Sie das entsprechende Wissen eingeholt haben und sich entschieden haben mit der FODMAP-Diät Ihre Verdauungsbeschwerden zu kontrollieren, heißt es die Ärmel hochzukrempeln und den Wunsch in die Tat umzusetzen. Hilfreich ist es zunächst die Tabellen mit den FODMAP-reichen und FODMAP-armen Nahrungsmitteln durchzusehen, mit der eigenen aktuellen Ernährung abzugleichen und Ihre persönlichen FODMAP-Schwachpunkte zu identifizieren. In einem zweiten Schritt sollten Sie jede Woche vor dem Lebensmitteleinkauf planen, was Sie in der nächsten Woche essen wollen. Wenn Sie Ihren Lebensmitteleinkauf mit einer Liste FODMAP-armer Nahrungsmittel antreten wird es Ihnen besser gelingen, nur das zu kaufen, was Sie im Rahmen Ihrer Diät essen wollen, und es wird Ihnen gelingen Fehleinkäufe, die gerade bei spontanen Entscheidungen auftreten, zu verhindern. Zusätzlich ist es sicher hilfreich die Liste der FODMAP-armen und FODMAP-reichen Nahrungsmittel beim Einkaufen mitzuführen. Dies ermöglicht Ihnen den ein oder anderen spontanen Einkauf zu tätigen, ohne dass versehentlich FODMAP-reiche Nahrungsmittel in Ihrem Einkaufswagen landen.

Wichtig ist auch, dass Sie sich bei Ihrer FODMAP-armen Ernährung nicht unter Druck setzen. Die FODMAP-Diät verspricht Ihnen keine Heilung, von welcher Erkrankung auch immer Sie geheilt werden wollen. Ziel der FODMAP-Diät ist es, dass die Verdauungsbeschwerden, also die lästigen Symptome, deutlich verbessert und reduziert werden. Sie wollen selber spüren dass Sie weniger Blähungen, weniger Durchfall und weniger Bauchschmerzen haben. Eine vollständige Symptomfreiheit ist zwar ein schönes Ziel, setzt Sie aber unnötig unter Druck. Deshalb bleiben Sie realistisch, erwarten Sie eine deutliche Verbesserung, aber versuchen Sie nicht jeden einzelnen Tag zu bewerten, sondern bemühen Sie sich nach den ersten vier Wochen zurückzublicken und zu erkennen wie es Ihnen insgesamt deutlich besser geht, selbst wenn der ein oder andere Tag nicht so optimal gelaufen ist.

Wenn Sie eine Kopie der FODMAP-Nahrungsmittellisten zum Einkaufen mitnehmen, dann reduzieren Sie die Anzahl der Fehlkäufe.

Die Bewertung des FODMAP-Gehalts von vielen Nahrungsmitteln ist schwer zu merken.

Das Prinzip FODMAP

1) FODMAP steht für fermentierbare Oligo-, Di- und Monosaccharide sowie Polyole. Vereinfacht gesagt, handelt es sich bei den FODMAPs um kurzkettige Kohlenhydrate und Zuckeralkohole.

2) FODMAPs sind normale Bestandteile unserer täglichen Ernährung.

3) FODMAPs können Verdauungsbeschwerden verursachen und können bestehende Verdauungsbeschwerden verschlimmern.

4) Eine Verminderung der täglich aufgenommenen FODMAP-Menge führt zu einer Verbesserung und einer Verminderung von Verdauungsbeschwerden.

5) Um sich FODMAP-arm zu ernähren, ist es notwendig den FODMAP-Gehalt von Nahrungsmitteln zu kennen.

6) Mit Hilfe der FODMAP-Tabellen kann jeder den FODMAP-Gehalt von Nahrungsmitteln einschätzen und sich entsprechend ernähren.

7) Ziel ist es nicht dauerhaft FODMAP-frei zu leben, sondern mit einer FODMAP-armen Diät Verdauungsbeschwerden zu kontrollieren.

Bleiben Sie realistisch!

Eine FODMAP-arme Diät ist ein Weg, der hilft Verdauungsbeschwerden zu reduzieren und zu vermeiden. Auch die beste Diät kann keine Wunder vollbringen. Es wird also auch weiterhin Tage mit Verdauungsbeschwerden geben. Deutlich weniger und milder, das ist das Ziel. Wenn Sie realistische Erwartungen haben, werden Sie von den Besserungen erfreut und nicht von den weniger guten Tagen enttäuscht sein.

Unabhängig vom FODMAP-Gehalt der Ernährung können zusätzliche individuelle Nahrungsmittelunverträglichkeiten bestehen. Es ist manchmal schwierig, solche eigenen Nahrungsmittelunverträglichkeiten zu erkennen. Manche persönlichen Unverträglichkeiten sind offensichtlich und einfach erkennbar und fallen kurz nach Aufnahme der Nahrungsmittel auf. Dann vermeiden Sie diese Nahrungsmittel am besten.

Manche persönlichen Unverträglichkeiten sind aber nicht so einfach zu erkennen. Das liegt daran, dass Nahrungsmittel, die ihre Unverträglichkeit erst im Dickdarm entfalten, wie z.B. die FODMAPs, erst nach Stunden im Dickdarm ankommen und dann 2-3 Tage im Dickdarm verweilen. Daher können Blähungen und andere Verdauungsbeschwerden die Sie gerade spüren, Folge von Nahrungsmitteln sein, die Sie vor 2 Tagen gegessen haben. Das ist dann nicht so einfach zu erkennen.

Bleiben Sie realistisch!

-

Eine FODMAP-arme Diät kann Verdauungsbeschwerden deutlich bessern. Eine völlige Beseitigung dieser Beschwerden ist aber ein selten erreichtes und eher unrealistisches Ziel

---

Halten Sie es einfach!

In diesem Ratgeber finden Sie zahlreiche Rezeptvorschläge. Dies bedeutet aber nicht dass Sie jeden Tag ein oder zwei volle Mahlzeiten zubereiten müssen. Viele von uns ernähren sich im Alltag in viel kleineren Dimensionen und oftmals ist nach einem langen Arbeitstag ein einfaches gedünstetes Gemüse schon ausreichend. Die Ernährung ist sehr individuell und wichtig ist es, dass Sie sich mit Ihrer Ernährung wohlfühlen und dass es Ihnen schmeckt. Wenn Sie also bisher nur einmal die Woche gekocht haben und sich ansonsten von Kleinigkeiten ernähren, dann versuchen Sie dies auch in Zukunft, nur eben FODMAP-arm.

Schon beim Frühstück besteht viel Potenzial zur Vereinfachung. Anstelle von Fertigprodukten wie Cerealien oder diversen Molkereiprodukten kann auch eine Banane, ein einfaches Frühstücksei oder eine Schüssel mit Erdbeeren ein gutes Frühstück sein. Ebenso verhält es sich mit den Zwischenmahlzeiten. Der praktische Müsliriegel oder der Schokoriegel mit Erdnussfüllung kann durch eine schmackhafte Kiwi oder eine saftige Orange ersetzt werden, ohne dass Sie dadurch an Lebensqualität verlieren. Sehr wichtig ist in diesem Zusammenhang, dass ausgerechnet der Apfel, der häufig im Zusammenhang mit einer gesunden Ernährung empfohlen wird, als ausgesprochen FODMAP-reiches Nahrungsmittel bewertet wird und gemieden werden sollte. Gesund ist der Apfel schon, aber eben FODMAP-reich. In den Tabellen werden Sie genügend Ersatzfrüchte finden, die auch Ihnen schmecken.

Ähnlich verhält es sich mit warmen Speisen. Je einfacher Sie Ihre Kochkunst halten, desto einfacher lässt sich die FODMAP-Diät erfolgreich in die Tat umsetzen. Nehmen wir das Beispiel Rosenkohl. Selbstverständlich schmeckt ein Rosenkohlgemüse sehr lecker, wenn der Rosenkohl mit Zwiebeln und Knoblauch angebraten und gedünstet wird. Sehr köstlich schmeckt das Rosenkohlgemüse auch, wenn am Ende noch ein Schuss frische Sahne oder Saure Sahne dazugegeben wird. Aber haben Sie schon einmal versucht, den Rosenkohl nur in Olivenöl anzubraten, zu dünsten und nur mit Salz und Pfeffer, am besten frisch gemahlen, abzuschmecken? Streng genommen braucht unser Geschmack weder Zwiebeln, noch Knoblauch und auch keine Sahne für das Rosenkohlgemüse. Wir haben uns im Laufe der Zeit daran gewöhnt aber genauso gut können wir uns dies wieder abgewöhnen und erfahren dann, wie einzigartig Rosenkohl schmecken kann. Das Rosenkohlgemüse ist hier nur beispielhaft erwähnt, die dahinter steckenden Gedanken betreffen jedes andere Gemüse in gleichem Maße.

Manchmal besteht der Wunsch nach aufwendigeren Mahlzeiten. Für solche Speisen ist es hilfreich ein Kochbuch wie dieses hier, oder andere, zu Rate zu ziehen, um die Ernährung FODMAP-arm zu halten.

Wie fange ich an?

Nachdem die Entscheidung getroffen ist, mit der FODMAP-Diät die eigenen Verdauungsbeschwerden zu kontrollieren sind folgende Punkte wichtig:

- Versuchen Sie das Prinzip der FODMAP-Diät und die Zusammenhänge zwischen Nahrungsaufnahme und Symptomentstehung zu verstehen.
- Überlegen Sie genau, welche Beschwerden Sie stören. Manchmal ist es hilfreich ein paar Tage ein Symptomtagebuch zu führen.
- Lesen Sie die Tabellen zur FODMAP-Diät durch und lassen Sie sich von den FODMAP-armen Rezepten inspirieren. Treffen Sie nun Ihre Auswahl an Gerichten und Nahrungsmitteln mit denen Sie die ersten 4 Wochen Ihrer FODMAP-Diät beginnen wollen und stellen Sie Ihre Einkaufsliste zusammen.

- Achten Sie beim Einkaufen auf versteckte FODMAPs in den Zutatenlisten der Lebensmittelverpackungen.
- Besprechen Sie Ihre neue Ernährung mit der Familie und anderen Mitbewohnern. Am besten ist es, wenn alle mitmachen, aber wenn andere Haushaltsmitglieder nicht mitmachen wollen bitten Sie zumindest um Unterstützung bzw. das Vermeiden von Versuchungen.
- Verschenken Sie alle FODMAP-reichen Nahrungsmittel, die Sie in Ihrem Kühlschrank oder Vorratsschrank finden um Diät-Fehler zu vermeiden.
- Halten Sie einen kleinen Vorrat an ‚Notfalllebensmitteln' für den Heißhunger oder für sonstige spezielle Situationen. Als Notfalllebensmittel eignen sich z.B.: glutenfreie Snack-Produkte, laktosefreie Milchprodukte, Hartkäse, Eier, Schinken, Tomaten, glutenfreie Nudeln, Reis, Reiswaffeln und Maiswaffeln.
- Fangen Sie die Diät unbeschwert an und genießen Sie diese für die ersten 4-6 Wochen.
- Führen Sie nach den ersten 4-6 Wochen für ein paar Tage ein Symptomtagebuch und vergleichen Sie dieses Symptomtagebuch mit dem Tagebuch, das Sie vor Beginn der FODMAP-Diät geführt haben.
- Gehen Sie nun in die Phase 2 der Diät über.

Es gibt keine FODMAP-freie Ernährung

FODMAPs sind überall enthalten. Das ist nicht schlimm. Bitte verwechseln Sie nicht FODMAP-frei und FODMAP-arm. Eine FODMAP-freie Ernährung geht nicht, da bliebe nur noch Wasser übrig. FODMAP-arm soll die Ernährung sein. Um eine solche FODMAP-arme Diät zu erreichen, helfen Ihnen Tabellen, verschiedene Ratgeber und verschiedene Kochbücher. Ziel ist es die ersten 4-6 Wochen der Diätphase so streng wie möglich einzuhalten, später im Verlauf werden schrittweise

FODMAP-reichere Nahrungsmittel wieder in die Diät aufgenommen und die persönliche Toleranzschwelle ermittelt.

Die Rezeptvorschläge in diesem Buch sind FODMAP-arm. Diese sind für die Anfangsphase der FODMAP-Diät geeignet. In späteren Phasen der Diät ist vermutlich keine solch strenge Ernährung mehr nötig. Dennoch findet sich auch in diesen Rezeptvorschlägen die eine oder andere FODMAP-reiche Zutat, die eben notwendig erscheint, um das Rezept gelingen zu lassen. FODMAP-frei ist nicht das Ziel.

Tips zum Einkaufen

Es ist sehr hilfreich, wenn Sie sich die Liste der FODMAP-armen und FODMAP-reichen Nahrungsmittel in Kopie zum Einkaufen mitnehmen. Die Listen sind umfangreich, aber nach längerer Zeit kann jedes Nahrungsmittel nach seinem FODMAP-Gehalt eingeordnet werden. Daher ist es zu Beginn ratsam beim Einkaufen die Liste dabei zu haben, dann können Sie direkt an der Fruchttheke Lychee, Papaya und Mango nachschlagen, denn gerade Saisonware merkt man sich nicht so gut.

Jeder Supermarkt hat heutzutage eine Auswahl an laktosefreien und glutenfreien Nahrungsmitteln; Nahrungsmittel, die für eine FODMAP-Diät zumeist gut geeignet sind. Es ist nicht unbedingt notwendig solche glutenfreinen und laktosefreien Lebensmittel zu kaufen, im Zusammenhang mit der FODMAP-Diät ist es aber praktisch. Zahlreiche laktosefreie Produkte, beginnend bei laktosefreier Vollmilch und laktosefreier fettarmer Milch, laktosefreier Sahne und laktosefreiem Joghurt, finden sich bei nahezu jedem Discounter. Etwas besser sortierte Lebensmittelhändler halten auch laktosefreien Quark, laktosefreien Fruchtjoghurt, laktosefreie Vollmilchschokolade, laktosefreies Speiseeis und laktosefreien

Frischkäse im Sortiment, so dass für diese Basisprodukte der Weg nicht zwingend ins Reformhaus führen muss. Zusätzlich bieten verschiedenste Supermarktketten immer wieder Aktionen an, bei denen weitere laktosefreie Produkte angeboten werden. Durch die weite Verbreitung von laktosefreien Nahrungsmitteln ist zwar nach wie vor ein etwas höherer Preis erkennbar, aber laktosefreie Produkte tragen nicht mehr den Stempel unbezahlbar.

Deutlich schwieriger ist es bei industriell hergestellten Lebensmitteln. Bei industriell hergestellten Lebensmitteln sollten Sie zum einen die Lebensmittel auf ihre Eignung für die FODMAP-Diät überprüfen, zum andern ist es notwendig die Zutatenliste auf ihre Inhaltsstoffe hin zu überprüfen. Zum Süßen werden oft Fructose-Glukosesirup (HFCS), Maissirup, Honig, Agavensirup oder Zuckeraustauschstoffe wie Sorbit, Xylit, Mannit oder Isomalt zugesetzt. Alle diese Süßmittel sind für eine FODMAP-Diät ungeeignet. Weitere Inhaltsstoffe, die Sie suchen sollten, sind Hinweise auf Getreide wie Weizen, Gries, Gerste, Roggen oder einfach nur der Begriff Mehl. Hier verstecken sich FODMAPs. Manchen Nahrungsmittel enthalten auch Hülsenfrüchte oder Nüsse. Produkte mit den Begriffen Bohnenmehl oder Erbsenmehl sollten daher im Regal bleiben. Kritisch ist auch der Begriff Kräutermischung oder Gewürzmischung, denn diese Mischungen enthalten regelmäßig größere Mengen Zwiebel- oder Knoblauchpulver. Achten sollten Sie auch auf dem Begriff Inulin. Bei Inulin handelt es sich um ein Fruktan, an dem die Nahrungsmittelindustrie Gefallen gefunden hat, da Inulin zum Beispiel die Textur von Nahrungsmitteln verbessert und auch den Ballaststoffanteil von Nahrungsmitteln positiv beeinflusst. Inulin ist ein Präbiotikum, sodass sich Nahrungsmittel, die Inulin enthalten, oft mit dem Attribut Präbiotikum schmücken. Das Fruktan Inulin sollte in der FODMAP-Diät aber gemieden werden.

Warum habe ich trotz Diät manchmal Beschwerden?

Wenn Sie die FODMAP-Menge in Ihrem Darm reduzieren, dann beschreiten Sie einen Weg um Ihre Beschwerden zu kontrollieren. Ihr Darm reagiert aber auch sensibel auf andere Störfaktoren: psychische Belastungen, Stress, Prüfungssituationen, Ängste und Sorgen. All diese Situationen verursachen Stress und Ihr Darm kann darauf mit Beschwerden reagieren. Falls bei Ihnen solche zusätzlichen Störfaktoren bestehen, bietet es sich an, diese Störfaktoren zu erkennen und nach Möglichkeit zu reduzieren.

Zusätzlich könnten bei Ihnen individuelle Nahrungsmittelsensitivitäten, auch gegenüber FODMAP-armen Nahrungsmitteln, bestehen. Diese individuellen Unverträglichkeiten sollten aber kein Grund sein, die FODMAP-Diät in Frage zu stellen. Vielmehr sollten Sie versuchen, diese zusätzlichen individuellen Unverträglichkeiten zu erkennen und dies in Ihrer Ernährung berücksichtigen.

Hilfe, ich habe mich FODMAP-reich ernährt?

Das ist nicht weiter schlimm. Gut, die Beschwerden sind wieder da und es wird wieder ein paar Tage benötigen, bis Sie Ihre Beschwerden wieder unter Kontrolle bekommen. Aber es spricht nichts dagegen, auch einmal in Würde über die Strenge zu schlagen. Also wenn Sie unstillbares Verlangen auf ein Nahrungsmittel oder eine Mahlzeit verspüren, die leider FODMAP-reich ist, dann erfüllen sie sich diesen Wunsch. Eine bewusste Diätsünde wird Ihnen zwar Verdauungsbeschwerden bereiten, aber auf alles muss man nicht verzichten. Wenn Sie sich im Rahmen ihrer

Diät einen Ausrutscher erlauben, dann genießen Sie es aber auch und am nächsten Tag können Sie die Zügel wieder etwas straffer anziehen.

Um einen ungeplanten FODMAP-reichen Ernährungsfehler zu vermeiden, bietet es sich an die eigene Vorratskammer nach FODMAP-reichen Nahrungsmitteln zu durchforsten, alle FODMAP-reichen Nahrungsmittel in eine Einkaufstasche zu geben und diese gefüllte Einkaufstasche freudestrahlend dem Nachbarn zu schenken. Um den Hunger zwischendurch einzuplanen, sollten Sie sich an einen kleinen Vorrat an FODMAP-armen Zwischenmahlzeiten und Snacks zulegen. Vorschläge hierzu finden Sie an anderer Stelle in diesem Ratgeber.

Was mache ich im Restaurant?

Es ist ein völlig normaler Wunsch in ein Restaurant zu gehen. Sei es alleine, mit dem Partner oder mit Freunden. Weder Ihre Beschwerden noch Ihr Diätplan sollte Sie daran hindern. Sie werden nur wenige Restaurants finden in denen es Ihnen nicht gelingt, Ihre FODMAP-arme Diät einzuhalten. Dennoch ist ein Restaurantbesuch eine kleine Herausforderung, denn Sie wissen vorher nicht genau, was Sie erwartet.

Vorbereitet sein, das ist der beste Weg um den Restaurantbesuch störungsfrei zu genießen. Schon bei der Restaurantauswahl können Sie aktiv ins Geschehen eingreifen. Versuchen Sie kleine und persönliche Restaurants aufzusuchen. Dort wird das Personal eher und gerne auf Ihre persönlichen Wünsche eingehen, als in großen Massenbetrieben. Achten Sie auch darauf, dass Sie nicht unbedingt zu den Stoßzeiten das Restaurant aufsuchen, dann haben Sie eine höhere Chance dass sich das Personal um Ihre individuellen Wünsche kümmert und möglicherweise sogar eine Mahlzeit zubereitet, die nicht auf der Karte steht. Fragen kostet nichts und das Schlimmste was passieren kann, ist ein Nein als Antwort.

Hilfreich ist es auch sich die Speisekarte schon vorab anzusehen. Die meisten Speisekarten finden sich heutzutage im Internet. Diese Vorbereitung ermöglicht es Ihnen schon vorab zu überlegen, welche Speisen von der Karte für Sie geeignet sind und verhindert, dass Sie sich erst im Restaurant mit der Suche nach FODMAP-armen Speisen von der Karte beschäftigen müssen. Solch eine Vorbereitung verhindert, dass Sie womöglich eine eher ungünstige, FODMAP-reiche Auswahl treffen, weil Sie die Nahrungsmitteltabellen im Restaurant nicht zur Hand haben.

Wenn Sie am Inhalt der Speisekarte verzweifeln und die Speisen nicht einschätzen können, dann bestellen Sie eine einfache Speise. Ein gemischter Salat mit Hühnerbrust ist sehr gut geeignet. Diesen können Sie mit Essig und Öl am Tisch selbst anmachen, teilen Sie beim Bestellen mit, dass Sie keine Salatsauce, sondern nur Essig, Öl, Salz und Pfeffer wollen. Ein gegrilltes Fleisch oder ein gegrillter Fisch mit Gemüse findet sich auf nahezu jeder Karte. Und falls nicht, fragen Sie einfach, ob Sie ein solch einfaches Gericht bekommen können. Weisen Sie gleich darauf hin, dass Zwiebeln oder Gewürzmischungen bei der Zubereitung Ihrer Speisen nicht verwendet werden sollten. Da es darum geht, dass Sie sich im Restaurant wohl fühlen, wird man gerade in kleineren Restaurants Ihre Wünsche gerne umsetzen.

Wissenswertes und Neuheiten

Bei Lebensmitteln aus dem Glas oder der Konserve das Wasser abgießen, da sich die FODMAPs in der Flüssigkeit ansammeln.

Unter der FODMAP Diät treten keine Mangelzustände oder anderweitige Nebenwirkungen auf.

Die FODMAP Diät ist ein Lernprozess bei dem Sie erkennen welche Lebensmittel eher Beschwerden verursachen und welche nicht. Das reine Listenessen ist langfristig nicht hilfreich und wird auch langfristig nicht durchgehalten. Vielmehr ist es das Ziel zu erlernen von welchen Lebensmitteln Sie viel, wenig oder besser nichts essen.

Wer die FODMAP reduzierte Diät zu streng durchführt hält diese nicht dauerhaft durch. Also lieber etwas weniger streng und damit langfristig erfolgreicher.

FODMAP arme Lebensmittel sind tendenziell Ballaststoff-ärmer. Achten sie darauf dass Sie dennoch genügend Ballaststoffe aufnehmen. Geeignete Ballaststoffquellen sind Haferflocken, Kartoffeln, Gluten-freies Brot, Quinoa, Maisnudeln, brauner Reis und viele andere.

Die FODMAP-Diät beginnen

Die FODMAP-Diät ist, wie weiter vorne schon erwähnt, in drei Phasen aufgebaut. Dabei wird in Phase I für 4-6 Wochen so streng wie möglich auf den FODMAP-Gehalt der Nahrungsmittel geachtet, um die eigenen Beschwerden optimal kontrollieren zu können. In Phase II werden die Zügel wieder gelockert und nach und nach FODMAP-reichere Nahrungsmittel in die Ernährung aufgenommen. In Phase III kennen Sie Ihre persönliche Toleranzgrenze für FODMAP-reiche Nahrungsmittel.

Bevor Sie in Phase I eintreten, ist es hilfreich, wenn Sie mit allen Mitgliedern Ihres Haushaltes sprechen. Erklären Sie, weshalb diese Ernährung für Sie wichtig ist und weshalb Sie sich gerne bestmöglichst an die Diätempfehlungen halten wollen. Erklären Sie auch, was für einen Vorteil Sie sich davon versprechen, wenn Sie sich in Zukunft FODMAP-arm ernähren. Am einfachsten ist es sicherlich, wenn sich alle im Haushalt FODMAP-arm ernähren. Akzeptieren Sie, wenn einzelne Haushaltsmitglieder das Ernährungskonzept aber nicht mitgehen wollen. Es macht wenig Sinn, jemanden von einer Diät zu überzeugen, an der er, aus welchen Gründen auch immer, nicht teilnehmen möchte. Ein Standardhaushalt sollte verschiedenste Ernährungsformen nebeneinander ermöglichen. Vegetarier und nicht Vegetarier können auch sehr gut zusammenleben, insofern gibt es keinen Grund in einem Haushalt nicht nebeneinander FODMAP-arm oder FODMAP-reich zu speisen. Eine genaue Planung, an welchen Tagen für alle FODMAP-arme und an welchen Tagen mehrere Mahlzeiten zubereitet werden, erleichtert es Ihnen, Ihr eigenes Leben FODMAP-arm zu führen, ohne dass bei den einzelnen Mahlzeiten Diskussionen aufkommen.

Phase I

Phase I wird von vielen nach kurzer Zeit als anstrengend empfunden. Das liegt daran, dass in dieser Phase so streng wie möglich auf einen sehr niedrigen FODMAP-Gehalt der Nahrungsmittel geachtet werden sollte. Das bedeutet, dass Sie idealerweise nur Nahrungsmittel, die als FODMAP-arm bewertet wurden, essen sollten. In dieser Phase ist es hilfreich Milchprodukte nur als laktosefreie Produkte und nur sehr limitiert Getreideprodukte zu konsumieren. Diese streng FODMAP-arme Phase dauert 4-6 Wochen. In dieser Phase stellt sich Ihre Verdauung auf die neue Ernährung um. Idealerweise führt dies dazu, dass Ihre Verdauungsbeschwerden deutlich reduziert werden und diese Sie in Ihrem Alltag nicht mehr so stark belästigen. Am Ende der Phase I haben Sie ein Gefühl dafür, wie viel Beschwerdelinderung Sie durch die FODMAP-Diät erwarten können. Seien Sie nicht zu streng mit Ihrem Körper und erwarten Sie nicht völlige Beschwerdefreiheit.

Wie schon gesagt, die Phase I der FODMAP-Diät wird von vielen als anstrengend empfunden. Nicht am ersten Tag und auch nicht am zweiten Tag, diese sind meistens sehr gut zu meistern. Aber relativ rasch innerhalb der ersten vier Wochen werden Sie doch merken, wie sehr Ihnen einige Nahrungsmittel fehlen und wie sehr die Umstellung auf andere Nahrungsmittel, die Sie früher möglicherweise nie probiert haben, Ihren Alltag und Ihr Wohlbefinden beeinflusst. Motivieren Sie sich, denn die Phase I geht irgendwann vorüber und in Phase II werden Sie schrittweise lieb gewordene Nahrungsmittel wieder in die Ernährung aufnehmen.

Wenn Sie am Ende der Phase I keine deutliche Besserung Ihrer Verdauungsbeschwerden verspüren, dann ist die FODMAP-Diät nicht geeignet Ihre Verdauungsbeschwerden zu kontrollieren und sollte auch nicht fortgesetzt werden. Das kommt nicht oft vor, aber nicht für jeden ist die FODMAP-Diät der beste Weg Verdauungsbeschwerden unter Kontrolle zu bekommen. Wenn Sie am Ende von

Phase I eine Besserung Ihrer Verdauungsbeschwerden oder sogar eine deutliche Verbesserung Ihrer Verdauungsbeschwerden bemerken, dann sollten Sie zu Phase II fortschreiten.

Phase II

Herzlichen Glückwunsch, Sie haben Phase I erfolgreich gemeistert und gelangen nun zum angenehmeren Teil Ihrer Diät. Zu Beginn der Phase II sollten Sie die Diät genau so streng wie in Phase I fortsetzen Sie wollen ja weiterhin Ihre Verdauungsbeschwerden unter Kontrolle behalten. Ab jetzt lautet der Plan, Schritt für Schritt einzelne Nahrungsmittel wieder in die Ernährung aufzunehmen. Dabei ist darauf zu achten, dass Sie neue Nahrungsmittel, die FODMAP-reich sind, sehr langsam und in kleinen Schritten wieder in Ihre Diät integrieren. Es ist wichtig, darauf zu achten, dass Sie immer nur ein Nahrungsmittel ausprobieren. Denn in dem Moment, in dem Sie zwei FODMAP-reiche Nahrungsmittel gleichzeitig in Ihre Diät aufnehmen, wissen Sie nicht, welches Nahrungsmittel in welcher Menge bei Ihnen Beschwerden verursacht, denn Sie haben ja zwei oder mehr FODMAP-reiche Nahrungsmittel konsumiert.

Ich will Ihnen das Vorgehen am Beispiel von Kirschen exemplarisch beschreiben. Wenn Sie die Entscheidung treffen, dass Kirschen ein für Sie wesentliches Nahrungsmittel sind, dann sollten Sie am Tag eins zehn Kirschen essen. Wenn Sie innerhalb der nächsten 24 Stunden keine Zunahme Ihrer Beschwerden spüren, können Sie 24 Stunden später 20 Kirschen essen. Wenn Sie nun innerhalb von 24 Stunden eine Zunahme Ihrer Beschwerden verspüren, dann haben Sie gelernt, dass Ihr Körper aus dem Bereich der FODMAP-reichen Nahrungsmittel zehn Kirschen gut verträgt, mit 20 Kirschen aber überfordert ist und wieder Beschwerden auftreten. Ihre persönliche Toleranzschwelle für das FODMAP-reiche Nahrungsmittel Kirschen beträgt also zehn Kirschen und wenn Sie in Zukunft Lust auf Kirschen verspüren, dann sollten Sie es bei zehn Kirschen belassen.

Schritt für Schritt werden Sie in Phase II für jedes Nahrungsmittel das Ihnen wichtig ist, aber FODMAP-reich ist, austesten wo Ihre persönliche Toleranzschwelle ist. Sie wissen dann für jedes Nahrungsmittel, wieviel Sie von dem jeweiligen Nahrungsmittel vertragen. Sie werden feststellen, dass es FODMAP-reiche Nahrungsmittel gibt, die Sie auch in größerer Menge gut vertragen und andere FODMAP-reiche Nahrungsmittel, bei denen Sie schon bei kleinsten Mengen Verdauungsbeschwerden bekommen. Ihr Körper ist sehr individuell und so sollten Sie Ihren Körper auch annehmen. Wichtig ist, dass Sie tatsächlich schrittweise Vorgehen und am besten in einem kleinen Notizbuch notieren, welches FODMAP-reiche Nahrungsmittel Sie an welchem Tag getestet haben und ab welcher Menge Beschwerden auftreten. Wenn Sie in Phase II gut Buch führen, dann entsteht im Lauf der Zeit ein für Sie sehr individuelles Nachschlagewerk, über Ihre persönliche Verträglichkeit von einzelnen FODMAP-reichen Nahrungsmitteln.

Das Ernährungs-Symptom-Notizbuch

Kein Mensch kann sich dauerhaft merken, was er die letzten ein bis zwei Tage gegessen hat. Spätestens ab Phase II ist es deshalb sehr hilfreich ein Notizbuch zu führen, in dem Sie in Stichpunkten auflisten, was Sie essen und wieviel Sie davon essen. Am besten führen Sie diese Aufzeichnungen zusammen mit der Uhrzeit der Nahrungszufuhr. In diesem Notizbuch sollten Sie auch Ihre Beschwerden, mit den Zeiten zu denen die Beschwerden auftreten, notieren. Mit diesen Aufzeichnungen können Sie am besten nachvollziehen welche FODMAP-reichen Nahrungsmittel Beschwerden verursachen und welche Sie gut vertragen. Blähungen und Bauchschmerzen können bis zu 24 Stunden nach einem FODMAP-reichen Nahrungsmittel auftreten, Stuhlgangsveränderungen wie Diarrhö und Obstipation bis zu 48 Stunden später. Diese langen Zeitintervalle sind bei der Symptom-Nahrungsmittel-Analyse zu berücksichtigen.

Wie bei der gesamten FODMAP-Diät gilt es auch beim Ernährung-Symptomtagebuch alles so einfach wie möglich zu halten. In der Abbildung finden

Sie ein exemplarisches Ernährungs-Symptomtagebuch, das ausreichend ist, erkennbar zu machen, welches FODMAP-reiche Nahrungsmittel bei welcher Menge zu Symptomen führt. Exemplarisch sehen Sie eine FODMAP-reiche Scheibe Weißbrot, die nach zweieinhalb Stunden zu Blähungen und nach 4 Stunden zu Durchfall geführt hat. Diese Aufzeichnungen belegen, dass in diesem Beispiel auf Weißbrot sehr sensitiv reagiert wurde und dass in diesem Beispiel insbesondere beim Thema Brot eine sehr hohe Sensitivität besteht. Das zweite Beispiel in der Abbildung zeigt Ihnen über drei Tage die langsame Steigerung der FODMAP-reichen Kirschen in der Ernährung. Während fünf und zehn Kirschen sehr gut vertragen wurden, kommt es innerhalb der 24 Stunden nach dem Genuß von 15 Kirschen zu Beschwerden. In diesem Beispiel kann der Rückschluss gezogen werden, dass von den FODMAP-reichen Kirschen bis zu zehn Stück ohne Beschwerden gut vertragen werden. Dies ist in diesem Beispiel die persönliche Kirschen-Unverträglichkeitsschwelle.

Abbildung: Beispiel eines Ernährungs-Symptom-Notizbuchs zur Ermittlung von Verträglichkeitsschwellen.

Datum	Uhrzeit	Lebensmittel/Symptom
21. Januar	8 Uhr	Scheibe Weißbrot + Butter
	10:30 Uhr	Blähung (mittel)
	12 Uhr	Durchfall
25. Januar	12 Uhr	5 Kirschen
26. Januar	16 Uhr	10 Kirschen
27. Januar	14 Uhr	15 Kirschen
28. Januar	6:30 Uhr	Bauchschmerz + Blähung

Phase III

Am Ende der Phase II steht Ihre individuelle Ernährung die aus FODMAP-armen Nahrungsmitteln und aus FODMAP reichen-Nahrungsmitteln mit Ihrer individuellen Verträglichkeitsmenge besteht. Dies ist der Beginn der Phase III. In dieser Phase ernähren Sie sich so, wie Sie es in Phase II für sich persönlich ausgetestet haben. Idealerweise haben Sie Ihre Beschwerden nun dauerhaft gut im Griff. Wenn die Beschwerden wieder zunehmen sollten, dann ist es oftmals hilfreich, anhand der FODMAP-Tabellen die Zügel wieder etwas strammer zu ziehen.

Noch ein paar Tipps zur FODMAP-Diät

Marmelade selber machen

Marmeladen sind ein leckerer Brotaufstrich, sind aber auch prima geeignet andere Nahrungsmittel wie zum Beispiel einen Joghurt geschmacklich aufzupeppen. Industriell hergestellte Marmeladen bestehen neben Obst und Zucker häufig auch aus anderen Nahrungsmittelinhaltsstoffen, Inhaltsstoffen auf die man eben gerne verzichten würde. Im Rahmen der FODMAP-Diät ist auf FODMAP-reiche Inhaltsstoffe, insbesondere auf Glukose-Fruktose Sirup (GFS), High-Fructose-Corn-Syrup (HFCS), Isoglukose (IG), Invertzucker und Maissirup zu achten. Damit scheiden viele nicht-selbstgemachte Marmeladen bei einer FODMAP-Diät prinzipiell aus. Wobei jeder im Rahmen seiner FODMAP-Diät lernen kann, Kompromisse einzugehen und genau überlegen sollte, wo er seine FODMAP-Belastungen einbaut. Bei der Marmelade zum Beispiel ist es unnötig FODMAP-Diätfehler einzubauen, weil die Lösung sehr naheliegend ist.

Marmelade selbst herstellen ist nicht schwierig, und Sie haben die Zutaten bei der eigenen Herstellung selber unter Kontrolle: Frucht, Zucker, Geliermittel. Mehr braucht es nicht.

Wenn Sie Ihre Marmelade selber herstellen, gewinnen Sie mehrfach. Zum einen produzieren Sie ein FODMAP-armes Nahrungsmittel auf das Sie stolz sein können, zum andern gewinnen Sie ein neues Hobby. Wenn Sie zusätzlich das Obst auch noch selber sammeln, gewinnen Sie auch noch an Lebensqualität. Ihr Sonntagnachmittag sieht dann wie folgt aus: Zwei Stunden an der frischen Luft im Erdbeerfeld und am Abend 2 Stunden Einkochen der eigenen Marmelade.

Das Brot-Problem

Brot und andere Backwaren sind ein schwieriges Terrain in der FODMAP-Diät. Das liegt daran, dass viele der üblichen Brotsorten aus Weizen, Roggen und Gerstenmehl hergestellt werden. Daher sind diese Brotsorten in der FODMAP-Diät eher nicht geeignet. Breiter aufgestellte Supermärkte haben aber regelmäßig Dinkelbrote im Angebot. Ebenso sind glutenfreie Brote und Backwaren meistens für die FODMAP-Diät geeignet. Sehen Sie aber auf den Zutatenlisten nach, ob sich nicht doch FODMAPs darin verstecken.

Eine sehr gute Alternative sind selbstgebackene Brote. Rezepte für FODMAP-arme Brote sind schnell gefunden und mit einem Brotbackautomaten lässt sich der Aufwand für ein FODMAP-armes Brot sehr rasch auf weniger als 5 Minuten reduzieren.

Der FODMAP Gehalt von Brot schwankt, je nachdem wie das Brot hergestellt wurde. Brote, deren Teig nur eine kurze Gehzeit vor dem Backen hatte, enthalten um ein vielfaches mehr FODMAPs als Brote aus Teigen die vor dem Backen lange gegangen sind. Fragen Sie ihren Bäcker nach dem Herstellungsprozess seiner Produkte und wählen sie bevorzugt Brote deren Teige vor dem Backen lange gehen durften. Als Faustregel gilt, Sauerteige stehen länger aber dieses Pauschalurteil trifft nicht auf Backwaren zu. Industrielle Backwaren haben im Rahmen der (wirtschaftlichen) industriellen Fertigung nur sehr kurze Gehzeiten und sind daher FODMAP reicher als Brote mit langen Gehzeiten aus einer Handwerksbäckerei. Das macht Backwaren aus Backshops, Backautomaten und Bäckereiketten ebenso wie Backwaren zum Aufbacken zu FODMAP reichen Lebensmitteln.

Schon etwas länger ist bekannt, dass auch das Reifen der Backwaren den FODMAP Gehalt verändert. Brote und Backwaren, die älter als 24 Stunden sind, sind FODMAP ärmer als Backwaren frisch aus dem Ofen.

Was ist Glukose-Fruktose-Sirup?

Glukose-Fruktose-Sirup (GFS), High-Fructose-Glucose-Sirup (HFGS), High-Fructose-Corn-Syrup (HFCS), Isoglukose (IG), Invertzucker (auch: Invertose oder Trimoline), sind alles Beschreibungen für Saccharose oder Glukose, also Haushaltszucker und Traubenzucker, die unter Zuhilfenahme von Enzymen in Glukose-Fruktose-Mischungen umgewandelt wurden. In diesen Mischungen kann der Fruktose Anteil unterschiedlich sein, von z.B. 55% (HFCS 55) bis zu 90 % (HFCS 90). Bei der FODMAP-Diät wollen Sie die Fruktose vermeiden, so dass Nahrungsmittel, in denen solche Sirups verarbeitet wurden, die also sehr fruktosereich sind, in der FODMAP-Diät vermieden werden sollten.

Diese Zuckermischungen, mit höherem Fruktoseanteil, haben im Rahmen der Nahrungsmittelherstellung einige Vorteile. Fruktosemischungen haben einen besseren Geschmack und sind süßer als reine Glukose. Die Fruktosemischungen sind in der Herstellung billiger. Sie haben eine leicht bräunliche Eigenfarbe und sind flüssiger, verglichen zu reiner Glukose, die einfacher auskristallisiert. Der Anteil an Glukose und Fruktose ist zum Beispiel bei Honig ein Grund, wieso manche Honige fest oder flüssig sind, oder auch anfangs flüssig sind und später auskristallisieren.

> **Glukose-Fruktose-Sirup:**
>
> Glukose-Fruktose-Sirup (GFS), High-Fructose-Glucose-Sirup (HFGS), High-Fructose-Corn-Syrup (HFCS), Isoglukose (IG) und Invertzucker sind verschiedene Bezeichnungen, mit denen Glukose-Fruktose-Mischungen benannt werden. Der Fruktose Anteil in diesen Mischungen kann bis zu 90% (HFCS 90) betragen.

Knoblauchöl und Zwiebelöl selber machen

Manche Zutaten sind in der Küche nur sehr schwer zu ersetzen. Das betrifft insbesondere Knoblauch und Zwiebeln, die leider sehr fruktanreich sind und deshalb im Rahmen der FODMAP-armen Ernährung vermieden werden sollen. Weniger fruktanreich ist der grüne Teil von Zwiebeln und Lauchgewächsen, deshalb kann in gewissen Grenzen auf das Grüne von Lauchzwiebeln, Schnittlauch oder Bärlauch ausgewichen werden. Die Knollen all dieser Zwiebel- und Laucharten sind immer ungeeignet. Für Knoblauch und in gewissen Grenzen auch für Zwiebeln kann durch die Herstellung von Knoblauch- oder Zwiebelöl der leckere Geschmack von Knoblauch und Zwiebeln verwendet werden.

Um Knoblauchöl herzustellen wird Olivenöl in einem kleinen Kochtopf erhitzt und mehrere geschälte und geviertelte Knoblauchzehen dazu gegeben. Das Ganze lässt man ca. 5 Minuten bei mittlerer Hitze (ca. 60°) auf der Herdplatte. Anschließend das Öl erkalten lassen. Aus dem kalten Öl die Knoblauchstücke entfernen und das Öl in ein kleines Fläschchen umfüllen. Dieses Fläschchen mit Knoblauchöl können Sie 7-10 Tage im Kühlschrank aufbewahren.

Durch diese Art der Herstellung gehen die fettlöslichen Geschmacksstoffe des Knoblauch in das Öl über, die FODMAP-reichen Fruktane sind aber nicht fettlöslich und verbleiben im Knoblauch. Ebenso können Sie Zwiebelöl oder andere Geschmacks-Öle herstellen. Ihrer Fantasie sind kaum Grenzen gesetzt.

Wem die Herstellung von Knoblauchöl zu umständlich ist, der kann Knoblauchöl in jedem besser sortierten Supermarkt erwerben. Industriell hergestelltes Knoblauchöl ist meistens etwas teurer, im Gegenzug ist es aber auch länger haltbar.

Knoblauch und Zwiebeln ersetzen

Neben der Herstellung von Knoblauchöl oder Zwiebelöl gibt es noch andere Tricks, wie Sie Zwiebelgeschmack in Ihre Nahrungsmittel bekommen. Sehr einfach ist es

> **Asant** ist ein Gewürz, das in der indischen Küche verwendet wird. In Deutschland ist Asant auch unter dem Namen Teufelsdreck oder Stinkasant bekannt. Das Gewürz Asant wird als Harz aus der bis zu zweieinhalb Meter großen Asantpflanze gewonnen. Der Name Stinkasant rührt von dem übelriechenden Harz. Als Gewürz verwendet hat es einen Geschmack, der an eine Mischung aus Knoblauch und Zwiebeln erinnert. In verschiedenen traditionellen Heilweisen wird Asant zur Behandlung von Verdauungsbeschwerden, insbesondere bei Blähungen eingesetzt.

das Grüne von Lauchzwiebeln, Schnittlauch oder Bärlauch zu verwenden, hier ist der FODMAP-Gehalt deutlich niedriger. Wer die Schärfe des Knoblauchs vermisst, der kann Meerrettich oder Wasabi verwenden. Sowohl Meerrettich als auch Wasabi sind zwar FODMAP-reich, aufgrund ihres scharfen Geschmacks werden aber meist nur kleinste Mengen verwendet, so dass dies als akzeptabel angesehen werden kann. Nahezu unbekannt und nur in Spezialgeschäften erhältlich ist das Gewürz Asant (Asafoetida), das einen knoblauchartigen Geschmack aufweist.

Laktosefreie Nahrungsmittel

Im Zusammenhang mit der FODMAP-Diät sind laktosefreie Nahrungsmittel sehr praktisch, weil Sie dadurch zumindest in Phase I das FODMAP Laktose sehr gut kontrollieren können. Es ist aber nicht notwendig sich dauerhaft laktosefrei zu ernähren. Spätestens in Phase II werden Sie Ihre persönliche Toleranzschwelle für Laktose bestimmen können. Sollten Sie feststellen dass Ihre individuelle Toleranz für Laktose hoch ist, dann ist es nicht notwendig immer laktosefreie Nahrungsmittel zu verwenden. Nur wenn Sie feststellen dass Sie auf das FODMAP Laktose sehr sensibel reagieren bietet es sich an, dauerhaft auf laktosefreie Nahrungsmittel auszuweichen.

Informieren Sie sich über den Laktosegehalt von verschiedenen Milchprodukten. Es ist sinnvoll laktosereiche Nahrungsmittel wie Milch, Sahne, Frischkäse oder Quark als laktosefreie Nahrungsmittel zu erwerben. Bei ohnehin laktosearmen oder laktosefreien Nahrungsmitteln wie länger gereiften Käsesorten oder Butter ist es nicht notwendig auf eine spezielle laktosefreie Variante auszuweichen.

Sie werden feststellen, dass laktosefreie Produkte, gerade laktosefreie Milch etwas süßer schmeckt. Probieren Sie es einfach, vielleicht finden Sie ja Gefallen an laktosefreien Produkten.

Laktase

In Apotheken und Reformhäusern gibt es Laktase-Enzympräparate um die Verträglichkeit von Milchzucker zu verbessern. Im Zusammenhang mit der FODMAP-Diät ist eine solche Laktase-Einnahme nicht erforderlich. Es gibt auch keine wissenschaftlichen Studien, die ein solches Vorgehen untersuchen. Laktosefreie Produkte gibt es heutzutage günstig sogar bei Lebensmittel-Discountern, so dass es unnötig erscheint im Zusammenhang mit der FODMAP-Diät teure Laktase-Präparate zu verwenden. Wenn Sie aber unbedingt ein frisches Glas Kuhmilch genießen wollen, spricht auch nichts dagegen die Verträglichkeit durch gleichzeitig eingenommene Laktase-Präparate zu erhöhen. Sofern Sie Laktase-Präparate verwenden, achten Sie darauf, dass diese Laktase Präparate bei warmen (höher 40 °C) oder heißen Mahlzeiten inaktiviert werden, eine Verwendung empfiehlt sich also nur bei kalten oder lauwarmen Speisen.

Laktase

Laktase ist ein Enzym, das Milchzucker (Laktose) in die Einzelzucker Galaktose und Glukose spalten kann. Laktase kommt natürlich in unserem Darm vor, kann aber auch als Nahrungsergänzungsmittel verwendet werden.

Glutenfreie Nahrungsmittel

Bei den meisten glutenfreien Nahrungsmitteln werden die FODMAP-reichen Mehle wie Weizen-, Roggen- und Gerstenmehl durch glutenfreie Mehle wie Reismehl Maismehl, Hirsemehl, Stärke oder Quinoa-Mehl ersetzt. Solche glutenfreien Nahrungsmittel können Sie in Ihrer FODMAP-Diät gut verwenden. Manchmal werden in glutenfreien Nahrungsmitteln aber auch Mehle von Hülsenfrüchten verwendet. Hier sollten Sie etwas vorsichtiger sein. In kleineren Mengen sind solche Hülsenfrucht-Mehle wie zum Beispiel Sojamehl verträglich, größere Mengen von Sojamehl sollten aber vermieden werden. Aufgrund des oftmals intensiven Eigengeschmacks von Mehlen, die aus Hülsenfrüchten gewonnen werden, kommen solche Mehle ohnehin meistens nur in kleinen Mengen zum Einsatz. Vorsicht ist dennoch geboten.

FODMAP - Tabellen

Auf den folgenden Seiten finden Sie Tabellen, die den FODMAP-Gehalt von verschiedenen Nahrungsmitteln bewerten. Um die Suche nach Nahrungsmitteln so einfach wie möglich zu gestalten, sind die Nahrungsmittel nach Nahrungsmittelgruppen sortiert.

Sie werden herausfinden, dass Sie sehr rasch ein Gespür für den FODMAP-Gehalt verschiedener Nahrungsmittel bekommen. Zunächst werden Sie in den Tabellen die Nahrungsmittel heraussuchen, die Sie regelmäßig essen und sich merken, ob diese FODMAP-reich (also weglassen) oder FODMAP-arm (gleichbedeutend mit weiter verwenden) sind. Alle FODMAP-armen Nahrungsmittel, die Sie regelmäßig essen, schreiben Sie nun auf ein Blatt Papier. Das ist sehr schnell getan und einfach, denn unsere Ernährung besteht tagein, tagaus aus immer wieder denselben Nahrungsmitteln, nämlich den Nahrungsmitteln, die wir gerne haben.

Im nächsten Schritt suchen Sie für jedes Nahrungsmittel, das Sie aus Ihrer Ernährung streichen sollten ein alternatives Nahrungsmittel aus den FODMAP-armen Tabellen aus und schreiben dieses nun auch auf das Blatt, auf dem schon Ihre FODMAP-armen Nahrungsmittel stehen.

Dieses Blatt ist nun Ihr persönlicher FODMAP-armer Basiszettel für die Phase I Ihrer FODMAP-armen Ernährung. Diese Nahrungsmittel können Sie unbesorgt essen.

Obst

Die meisten, die die Liste der FODMAP-reichen Früchte das erste Mal sehen, haben ein innerliches Aha-Erlebnis. Gerade Apfel und Birne, denen das Attribut gesund anhaftet, sind für die FODMAP-arme Ernährung ungeeignet. Das bedeutet nicht, dass der Apfel ungesund ist, es bedeutet lediglich, dass der Apfel Blähungen und Durchfall verursachen kann. Glücklicherweise werden wir heutzutage zu allen Jahreszeiten so gut versorgt, so dass es kein Problem darstellt FODMAP-reiches Obst zu meiden.

FODMAP-reich reduzieren	FODMAP-arm konsumieren
Apfel	Ananas
Aprikose	Banane
Avocado	Blaubeere
Birne	Clementine
Brombeere	Erdbeere
Feige	Grapefruit
Johannisbeere	Himbeere
Kirsche	Honigmelone
Mango	Kiwi
Nektarine	Kokosnuss
Pfirsich	Limette
Pflaume	Mandarine
Quitte	Netzmelone
Wassermelone	Orange
Zwetschge	Rhabarber
	Weintraube
Fruchtsäfte	Zitrone
getrocknete Früchte	Zuckermelone
Obstkonserven	

Gemüse

Den Gemüseeinkauf sollte man generell nicht ohne eine FODMAP-Liste beginnen. Gemüse ist gesund, aber im Zusammenhang mit der FODMAP-Diät sind leider zahlreiche Gemüsesorten ungeeignet. Insgesamt ist die Liste der geeigneten Gemüsesorten aber deutlich länger.

FODMAP-reich reduzieren	FODMAP-arm konsumieren
Blumenkohl	Aubergine
Bohne (außer Stangenbohne)	Brokkoli
Chicoréewurzel	Chicoréeblätter
Erbse	Chinakohl
Hülsenfrüchte	Fenchel
Knoblauch	Gartenbohne (Stangenbohne)
Kraut / Kohl	Gurke
Lauch (weißer Anteil)	Karotte
Lauchzwiebel (weißer Teil)	Kartoffel
Linsen	Kohlrabi
Pilze	Kürbis
Rosenkohl (mehr als 200 g)	Lauch (grüner Anteil)
Rote Beete	Lauchzwiebeln (grüner Teil)
Schalotte	Mangold
Sellerie (Knolle)	Nori Algen
Sojabohne	Paprika (gelb/rot)
Spargel	Peperoni
Wirsing	Rettich
Zuckermais (mehr als 200 g)	Rosenkohl (weniger als 200 g)
Zwiebel	Salat (Blattsalat)
	Sellerie (Stangensellerie)
	Spinat
	Tomate
	Weißkohl /-kraut (kleine Menge)
	Zucchini
	Zuckermais (weniger als 200 g)

Milchprodukte/Milchersatzprodukte

In der Gruppe der Milchprodukte ist im Zusammenhang mit der FODMAP-Diät der Milchzucker ungeeignet. Daher bietet es sich an auf laktosefreie Produkte auszuweichen, selbst wenn Sie nicht laktoseintolerant sind. In der Phase II erlernen Sie Ihre persönliche Laktose-Toleranzschwelle. Anhand dieser werden Sie erkennen, ob Sie dauerhaft laktosefreie Produkte verwenden sollten, oder ob Sie Milchprodukte mit einem niedrigen und mittleren Laktosegehalt gut vertragen. Prinzipiell bietet es sich an auf Produkte mit lebenden Bakterien zu achten, da lebende Bakterien im Milchprodukt sehr viel länger aktiv sind und dadurch auch sehr viel mehr der enthaltenen Laktose abbauen. Damit wird das Produkt verträglicher. Bei pasteurisierten Produkten findet dies nicht statt, da die Milchzucker-abbauenden Bakterien durch Pasteurisieren abgetötet werden.

FODMAP-reich reduzieren	FODMAP-arm konsumieren
Buttermilch	laktosefreie Milch
Frischkäse	laktosefreie Milchprodukte
Hafermilch	Butter
Hüttenkäse	Butterschmalz
Joghurt	Kokosmilch, (>150 ml)
Kondensmilch	Mandelmilch
Milch	Sojamilch, aus Sojaprotein
Molke	
Quark	Brie
Sahne	Camembert
Sauerrahm	Cheddar
Sojamilch, aus Sojabohnen	Edamer
	Feta
	Gouda
	Hartkäse
	Mozzarella
	Parmesan
	Tilsiter

Fleisch/tierische Produkte

Fleisch und tierische Prudukte haben generell einen sehr niedrigen FODMAP-Gehalt. Im Rahmen Ihrer FODMAP-Diät können Sie Fleisch und Eier unbegrenzt zu sich nehmen. Dies trifft für jegliches Fleisch, also auch für Geflügel und Fisch, zu. Aufpassen sollten Sie lediglich bei der Verwendung von Fleischsaucen und Gewürzzubereitungen, da diese FODMAPs wie verschiedene Zucker, Zuckeraustauschstoffe, Knoblauch und Zwiebeln in größeren Mengen enthalten.

FODMAP-reich reduzieren	FODMAP-arm konsumieren
Fischkonserven	Eier
Wurstwaren	Fisch
	Geflügelfleisch
	Lammfleisch
	Meeresfrüchte
	Rindfleisch
	Schweinefleisch
	Schinken
	Schmalz

Getreide

Weizen, Roggen und Gerste sind FODMAP-reich und sollten daher reduziert werden. Das betrifft auch Gries und Couscous, die ja aus Getreide hergestellt werden. Es gibt genügend andere Getreideprodukte, die als Mehl oder als Getreideersatz verwendet werden können. Lediglich beim selber Backen werden Sie merken, wie schwierig es ist, Weizen, Roggen und Gerste zu ersetzen, da die alternativen Mehle keine so guten Klebereigenschaften haben und deshalb zusätzlich Bindemittel wie Xanthan oder Guarkernmehl verwendet werden müssen.

FODMAP-reich reduzieren	FODMAP-arm konsumieren
Gerste	Buchweizen
Roggen	Dinkel
Weizen	Hafer
Gries (Weizen)	Hirse
Couscous (Weizen)	Mais / Maisgries
	Quinoa
Brot (Gerste/Roggen/Weizen)	Reis
Kuchen (Getreide)	Stärke
Nudeln (Getreide)	Tapioka
Gebäck	
Cerealien auf Getreidebasis	Cornflakes (kleine Portion)
	glutenfreie Getreideprodukte
	Maiswaffeln
	Reisnudeln
	Reiswaffeln
	Tortillachips (Mais)

Nüsse/Kerne

Abgesehen von Pistazien und Cashewkernen werden Nüsse in der FODMAP-Diät gut vertragen. Wichtig ist, dass Sie Ihren Nusskonsum aber limitieren sollten. 10-15 Nüsse verursachen meistens keine Beschwerden. Am besten Sie testen Ihre individuelle Verträglichkeit für die verschiedenen Nüsse. Größere Mengen von Nüssen und Kernen verursachen unabhängig von ihrem FODMAP-Gehalt weichen Stuhl oder sogar Durchfall.

FODMAP-reich reduzieren	FODMAP-arm konsumieren
Cashewkerne Pistazien	In kleinen Mengen: Erdnüsse Haselnüsse Kürbiskerne Mandeln Mohn Paranüsse Sesam Sonnenblumenkerne Walnüsse

Süßmittel

Haushaltszucker ist in der FODMAP-Diät kein Problem und kann konsumiert werden. Bitte beachten Sie aber dennoch, dass übermäßiger Zuckerkonsum Gesundheitsprobleme anderer Art verursachen kann. Bei den anderen Zuckersorten ist es zumeist der Fruktoseanteil, der darüber entscheidet ob der Zucker FODMAP-arm oder FODMAP-reich ist. Polyol-Zuckeraustauschstoffe sind alle FODMAP-reich, andere Zuckeraustauschstoffe können FODMAP-arm sein.

| FODMAP-reich | FODMAP-arm |
reduzieren	konsumieren
Agavensirup	Acesulfam
Birnendicksaft	Ahornsirup
Fruktosesirup	Aspartam
Glukose-Fruktose-Sirup (GFS)	Brauner Zucker
HFCS	Kokosblütenzucker
HFGS	Palmzucker
Honig	Saccharose (Haushaltszucker)
Invertzucker	Stevia
Isomalt (-ol)	Traubenzucker
Maissirup	Rohrzucker
Zuckeraustauschstoffe	Zuckersirup
Maltit (-ol)	
Mannit (-ol)	
Sorbit (-ol)	
Xylit (-ol)	
Yacon Zucker	

Gewürze/Kräuter

Frische und getrocknete Gewürze und Kräuter sind im Zusammenhang mit der FODMAP-armen Diät unbedenklich. Eine FODMAP-Bewertung der Gewürze erscheint überflüssig, da Gewürze in den verschiedenen Speisen ohnehin nur in sehr kleinen Mengen verwendet werden. Meerrettich und Wasabi sind hierbei ausgenommen, beides gilt als FODMAP-reich.

Bei Gewürzmischungen sollten Sie Vorsicht walten lassen, da diese häufig größere Mengen an Knoblauchpulver oder Zwiebelpulver enthalten. Gewürzmischungen im Rahmen der FODMAP-Diät am besten weglassen.

Sonstige Nahrungsmittel

Manche Nahrungsmittel sind in den bisherigen Kategorien noch nicht berücksichtigt worden. Einige dieser Nahrungsmittel finden Sie mit der FODMAP-Bewertung in der nachfolgenden Tabelle.

FODMAP-reich reduzieren	FODMAP-arm konsumieren
Brühwürfel	Erdnussbutter
Ketchup	Essig
Klare Brühe Pulver	Fischsauce
Fertigsaucen	Hefe
Sauerkraut	Margarine
Sojaburger	Marmelade
Tofu, Seidentofu	Mayonnaise (<3 EL)
Tomatenkonzentrat	Olivenöl
Vollmilchschokolade	Pflanzenöl
Würzmischungen	Rapsöl
	Salz
	Schokolade (dunkel)
	Senf
	Sojaöl
	Sojasauce
	Tempeh
	Tofu, fester Tofu, chinesischer Tofu

Getränke

Als Getränk ist Wasser am besten geeignet. Idealerweise ohne Kohlensäure, denn Kohlensäure kann selbst Verdauungsbeschwerden verursachen. Bei Erfrischungsgetränken und Limonaden ist auf den Kohlensäuregehalt und den verwendeten Zucker zu achten. Fruchtsäfte sind alle sehr fruktosereich und demnach ungeeignet. Das gilt auch für Fruchtsäfte aus FODMAP-armen Früchten. In einem Glas Orangensaft findet sich die Fruktose von 3-4 Orangen. Das ist in der FODMAP-armen Diät zu viel, so dass Fruchtsäfte sehr limitiert werden sollten.

Kaffee braucht bei der FODMAP-Diät nicht reduziert zu werden, Sie sollten aber berücksichtigen, dass Kaffee unabhängig vom FODMAP-Gehalt Verdauungsbeschwerden verursachen kann. Ersatzkaffee ist FODMAP-reich. Die Beurteilung von Tee ist nicht einfach, da es sich bei Tees um sehr verschiedene Produkte handelt. Manche Tees wie Früchtetee, Fencheltee und Kamillentee sind in der FODMAP-Diät ungeeignet, zahlreiche andere Tees, insbesondere schwarzer Tee wenn er nur kurz gezogen hat, ist gut geeignet. Prinzipiell gilt bei Tees, je kürzer gezogen, desto besser verträglich.

FODMAP-reich reduzieren	FODMAP-arm konsumieren
Apfelsaft	Chai Tee, kurz gezogen
Chai Tee, lang gezogen	Früchtetee, kurz gezogen
Fencheltee	Grüner Tee
Andere Fruchtsäfte (> 125 ml)	Kaffee (Kaffeebohnen)
Früchtetee, lang gezogen	Limonaden, ohne Süßstoffe
Getreidekaffee	Mineralwasser
Kaffeeersatz	Pfefferminztee
Kamillentee	Rooiboshtee, Rotbuschtee
Limonade (Zuckerersatzstoffe/HFCS)	Schwarzer Tee, kurz gezogen
Malzkaffee	Wasser
Multivitaminsaft	Zitronensaft
Orangensaft	

Alkoholische Getränke

Alkoholische Getränke sind größtenteils gut verträglich. Bitte beachten Sie, dass von alkoholischen Getränken Gesundheitsgefahren ausgehen. Aber in Maßen genossen, z.B. 1 Glas trockener Wein, ist ein herrlicher Genuß. Süße und halbtrockene Wein- und Schaumwein Produkte sind dagegen FODMAP-reich und daher ungeeignet. Bei Bier sollten Sie darauf achten, dass mehr als ein kleines Glas Beschwerden verursachen kann.

FODMAP-reich reduzieren	FODMAP-arm konsumieren
Bier (mehr als ein Glas)	Bier (bis 1 Glas)
Likör	Gin
Likörwein	Wein (trocken; 1 Glas)
Portwein	Whiskey
Rum	Wodka
Schaumwein (halbtrocken, süß)	
Sherry	
Wein (halbtrocken, süß)	

Nahrungsmittelzusatzstoffe

Auf Lebensmittelverpackungen finden sich als Inhaltsstoffe oft zahlreiche Nahrungsmittelzusatzstoffe. In der folgenden Tabelle finden Sie die FODMAP-Bewertung dieser Nahrungsmittelzusatzstoffe.

FODMAP-reich reduzieren	FODMAP-arm konsumieren
Inulin	Agar Agar, E406
Laktulose	Antioxidantien/Säureregulatoren, E300-E392
Polydextrose, E1200	Backpulver
Raffinose	Carboxymethylcellulose (CMC), E466
Stachyose	Carrageen, E407
	Emulgatoren, E322 und E400-E 495
	Ethylmethylcellulose, E465
	Gase, E938-E949
	Gelatine, E441
	Geliermittel, E400-E495
	Geschmacksverstärker, E620-650
	Guarkernmehl, E412
	Johannisbrotkernmehl, E410
	Konservierungsstoffe, E200-E297 und E1105
	Lebensmittelfarbstoffe, E100-E180
	modifizierte Stärken, E1404-E1451
	Natriumcarbonat, E500
	Natron (Soda)
	Pektin, E440
	Sahnesteif
	Säureregulatoren, E500-E585
	Stabilisatoren, E400-E495
	Tragant, E413
	Trennmittel, E500-E585
	Verdickungsmittel, E400-E495
	Wachse, E900-E914
	Xanthan, E415

Der vier Wochen Plan

Manchen gelingt es anhand der FODMAP-Tabellen rasch und einfach die eigene Ernährung umzustellen, anderen geht dies nicht so einfach von der Hand.

Der FODMAP-Plan, den Sie auf den nächsten Seiten finden, schlägt Ihnen einen 4 Wochen Ernährungsplan vor. Diesen können Sie entweder Tag für Tag einhalten oder sich die Tage flexibel selber zusammenstellen. Im Rezeptteil finden Sie auch zusätzliche Rezepte, die Sie im Austausch verwenden können.

Nicht jeder braucht 3 große Mahlzeiten am Tag. Wenn aus Ihrer Gewohnheit heraus die ein oder andere Mahlzeit nicht groß ausfällt, dann verwenden Sie entweder kleinere Portionsgrößen oder Sie lassen die für Sie nicht notwendigen Mahlzeiten ausfallen. Seien Sie kreativ, stellen Sie sich mit Hilfe dieses Diätvorschlags die für Sie geeignetste Ernährung zusammen.

Dieser Diätplan soll aber nicht dazu führen, dass Sie mehr essen, als für Sie üblich. Wenn Ihnen die Vorschläge zu viel erscheinen, reduzieren Sie diese und weichen Sie auf ein FODMAP-armes Obst oder Rohkostgemüse als kleine Ersatzmahlzeit aus.

Vorschlag zum Speiseplan für Woche 1

Montag	Frühstück	Granola Knuspermüsli
	Mittagessen	Hühnerbrühe
	Abendbrot	Bratkartoffeln mit Spiegelei
Dienstag	Frühstück	Rührei mit Bacon
	Mittagessen	Cincinnati Chili
	Abendbrot	Zuckermelonen-Smoothie
Mittwoch	Frühstück	Joghurt aus Kokosmilch
	Mittagessen	Fenchelsalat mit Orangen
	Abendbrot	Ofenkartoffel mit Kräuterquark
Donnerstag	Frühstück	glutenfreies Brot mit Karottenaufstrich
	Mittagessen	Gefüllte Tomaten
	Abendbrot	Chef Salat
Freitag	Frühstück	Hirsebrei mit Mandarinen
	Mittagessen	Reis mit Rosmarinhackfleisch
	Abendbrot	Dinkelbrot mit gemischten Hartkäse
Samstag	Frühstück	Egg Benedict
	Mittagessen	Milchreis mit Zimtzucker
	Abendbrot	Salsa mit Maischips
Sonntag	Frühstück	Strammer Maximilian
	Mittagessen	Penne al pomodoro
	Abendbrot	Dinkelbrot mit Schinken und Salami

Vorschlag zum Speiseplan für Woche 2

Tag	Mahlzeit	Gericht
Montag	Frühstück	Dinkelbrot mit Kressequark
	Mittagessen	Buchweizen Taboule
	Abendbrot	Tartar
Dienstag	Frühstück	Früchtequark
	Mittagessen	Ruccola-Kohlrabisalat mit Bacon
	Abendbrot	Hähnchenspieße gegrillt
Mittwoch	Frühstück	Dinkelbrot mit Butter und Kochschinken
	Mittagessen	Gebratenes Lachsfilet mit Petersilienkartoffeln
	Abendbrot	Kohlrabi mit Schinken
Donnerstag	Frühstück	Quinoa mit Nüssen
	Mittagessen	glutenfreier Toast Hawaii
	Abendbrot	Griechischer Salat
Freitag	Frühstück	Puffdinkel mit Erdbeeren
	Mittagessen	Reis mit Mais
	Abendbrot	Kürbissuppe
Samstag	Frühstück	Arme Ritter mit Ahornsirup
	Mittagessen	Gulasch im Slowcooker
	Abendbrot	Backcamembert mit Romanasalat
Sonntag	Frühstück	Blaubeer-Himbeer Shake
	Mittagessen	Gemüseallerlei mit Spiegelei
	Abendbrot	Tomatensalat

Vorschlag zum Speiseplan für Woche 3

Montag	Frühstück	Joghurt mit Trauben und Granola
	Mittagessen	Chili Con Carne
	Abendbrot	Gemüseomelette
Dienstag	Frühstück	Erdbeer-Bananenshake
	Mittagessen	Dinkel Bandnudeln in Tomatensauce
	Abendbrot	Bok Choi gedünstet
Mittwoch	Frühstück	Joghurt aus Sojamilch
	Mittagessen	Gebratener Reis mit Putenfleisch
	Abendbrot	Weißkrautsalat mit Speck
Donnerstag	Frühstück	Dinkelbrot mit Butter und Käse
	Mittagessen	Brühe aus Rinderknochen
	Abendbrot	Spaghetti Bolognese
Freitag	Frühstück	Himbeer Bananen Porridge
	Mittagessen	Fleischpflanzerl
	Abendbrot	Tomaten-Mozzarella Spießchen
Samstag	Frühstück	Dinkelsemmel mit pochiertem Ei
	Mittagessen	Rinderfilet mit Mausohrsalat
	Abendbrot	Bruschetta
Sonntag	Frühstück	Reiche Ritter mit Bananenjoghurt
	Mittagessen	Gegrillte Jakobsmuscheln
	Abendbrot	Hühnerbrust auf Rucolasalat

Vorschlag zum Speiseplan für Woche 4

Montag	Frühstück	Kiwi-Melonen-Smoothie
	Mittagessen	Hackfleischbällchen in Tomatensauce
	Abendbrot	Kokossuppe
Dienstag	Frühstück	Hash Browns
	Mittagessen	Thunfischsalat
	Abendbrot	Mit Käse überbackene Kartoffeltaler
Mittwoch	Frühstück	Dinkelporridge mit Granola
	Mittagessen	Gegrillte Ananas
	Abendbrot	Salt& Pepper Chicken Wings
Donnerstag	Frühstück	glutenfreies Brot mit selbstgemachter Marmelade
	Mittagessen	Gefüllte Paprika
	Abendbrot	Kartoffelbrei
Freitag	Frühstück	Mandarinen-Bananenquark
	Mittagessen	Spinatsalat mit Erdbeeren
	Abendbrot	Ofenkartoffel mit Speckwürfeln
Samstag	Frühstück	Glutenfreie Pancakes
	Mittagessen	Lachs aus dem Ofen
	Abendbrot	Rosmarinkartoffeln
Sonntag	Frühstück	Französischer Toast aus dem Ofen
	Mittagessen	Kraftbrühe aus Rindfleisch
	Abendbrot	Koriander-Minze-Radieschen Salat

Frühstück

Arme Ritter mit Ahornsirup

Zubereitungszeit: 15 Minuten, für 2 Personen

Zutaten:

Weißbrot, glutenfrei (4 Scheiben)
Eier (2 Stück)
Milch (4 EL)
Ahornsirup (6 EL)
Pflanzenöl (2 EL)

Die Eier und die Milch in einer Schüssel mit einem Schneebesen gut vermischen und dann die Brotscheiben in der Milch-Ei Mischung einweichen, bis die Brote ganz vollgesogen sind.

In einer Pfanne das Pflanzenöl erhitzen und die Brotscheiben von beiden Seiten anbraten.

Die Armen Ritter aus der Pfanne nehmen, auf einem Teller servieren und auf die noch warmen Armen Ritter den Ahornsirup gießen.

Sehr lecker schmecken zu den Armen Rittern verschiedenste frische Früchte und etwas laktosefreie Sahne.

Rührei mit Bacon

Zubereitungszeit: 15 Minuten, für 2 Personen

Zutaten:

Eier (3 Stück)
Milch (6 EL)
Bacon/Speck (6 Scheiben)

Pflanzenöl (2 EL)
Schnittlauch, frisch
Salz, Pfeffer

Eier, Milch, Salz und Pfeffer in einer Schüssel mit einem Schneebesen verquirlen. In einer beschichteten Pfanne das Pflanzenöl erhitzen und die Eimasse in die Pfanne geben.

Die Eimasse mit einem Pfannenschaber alle 30 Sekunden vom Pfannenboden abschaben, so dass das Rührei langsam gar wird. Die Hitze etwas zurück nehmen und das Rührei rechtzeitig wieder aus der Pfanne nehmen, so dass es nicht zu trocken wird.

In einer zweiten Pfanne den Bacon in etwas erhitztem Pflanzenöl unter mehrfachem Wenden anbraten, bis er knusprig ist. Den fertigen Bacon aus der Pfanne nehmen und für ca. eine Minute zwischen 2 Küchentüchern ablegen, die einen Teil des Fettes aufsaugen.

Den Bacon mit dem Rührei auf einem Teller servieren und über das Rührei 1 TL frisch geschnittenen Schnittlauch verteilen.

Sehr gut schmeckt dazu eine Scheibe Dinkelbrot mit Butter bestrichen.

Dinkelbrot mit Kressequark

Zubereitungszeit: 10 Minuten, für 2 Personen

Zutaten:

Dinkelbrot (4 Scheiben)

Quark, laktosefrei (150 g)

Kresse (Schälchen)

Knoblauchöl (1 EL)

Petersilie (½ Bund)

Paprika (2 Msp.)

Salz, Pfeffer

Die Petersilie sehr klein hacken und mit dem Quark, Knoblauchöl, Paprika, Salz und Pfeffer sehr gut verrühren.

Die Kresse abschneiden, waschen und unterrühren.

Der Kressequark schmeckt sehr lecker auf einem Dinkelbrot oder einem Dinkelvollkornbrot.

Karottenstreifen oder Gurkenstreifen runden die Mahlzeit ab.

Himbeer-Bananen Porridge

Zubereitungszeit: 20 Minuten, für 2 Personen

Zutaten:

Haferflocken (200 g)
Milch, laktosefrei (150 ml)
Wasser (150 ml)
Zimtzucker (2 EL)
Himbeeren (100 g)
Banane (1 Stück)
Salz

In einem Kochtopf die Haferflocken mit dem Wasser und einer Prise Salz vermischen und dann unter gelegentlichem Rühren 10-15 Minuten einweichen lassen, bis die Haferflocken weich werden.

Die Himbeeren waschen und die Banane schälen und in Scheiben schneiden.

Die Milch und die Hälfte des Zimtzuckers dazugeben und den Porridge 5 Minuten bei anfänglich starker Hitze sowie nach dem Aufkochen bei mittlerer Hitze und regelmäßigem Rühren kochen und eindicken.

Den warmen Porridge in kleine Schüsseln geben, die Himbeeren und Bananen obenauf geben und darüber den übrigen Zimtzucker verstreuen.

Der Porridge kann sowohl warm als auch kalt genossen werden, je nachdem wie Sie es lieber mögen.

Joghurt aus Kokosmilch

Zubereitungszeit: 15 Minuten, Stehzeit: ½ Tag, 8 Portionen

Zutaten:

Kokosmilch (800 ml)
Agar-Agar (2 TL)
Soja-Joghurt (125 g)
Zucker (1 TL)

In einem Topf die Kokosmilch erwärmen, den Agar-Agar mit dem Schneebesen langsam einrühren und das Ganze kurz aufkochen.

Die Kokosmilch abkühlen lassen bis sie lauwarm ist, dann mit dem Schneebesen den Zucker und den Sojajoghurt untermischen. Der Sojajoghurt wird wegen der Joghurtkulturen benötigt. Alternativ kann auch ein Kokosjoghurt verwendet werden.

Die Kokosmilch nun in die Gläser der Joghurtmaschine geben und die Joghurtmaschine für 10-14 Stunden laufen lassen.

Wer keine Joghurtmaschine hat kann die Gläschen auch auf die Heizung stellen. Die angestrebte Temperatur beträgt 42°C, doch so genau wird es auf der Heizung nicht funktionieren. Deshalb die Joghurtgläschen auf der Heizung etwas länger stehen lassen.

Wenn Sie den Agar-Agar weglassen wird der Joghurt etwas flüssiger.

Früchtequark

Zubereitungszeit: 10 Minuten, für 2 Personen

Zutaten:

Quark, laktosefrei (250 g)
Erdbeeren (100 g)
Blaubeeren (100 g)
Brombeeren (100 g)
Maracuja (1-2 Stück)
Ahornsirup (1 EL)

Das Obst waschen. Die Erdbeeren klein schneiden.

In einer Schüssel Quark mit Ahornsirup und Obst vermischen. Die Maracuja halbieren, das Innere mit einem Löffel herausnehmen und auch mit dem Quark vermischen.

Sehr lecker schmeckt der Früchtequark zusätzlich mit klein geschnittener frischer Minze. Wer den Quark etwas süßer mag, kann mit Ahornsirup nachsüßen.

Quinoa mit Nüssen

Zubereitungszeit: 30 Minuten, für 2 Personen

Zutaten:

Quinoa (100 g)

Wasser (300 ml)

Zimt (1 Msp.)

Zimtzucker (1 TL)

Walnusskerne (5 Stück)

Mandeln (10 Stück)

Salz

Quinoa in einem Sieb unter fließendem Wasser waschen.

In einem Kochtopf Quinoa mit 300 ml Wasser kurz aufkochen, den Zimt und eine Prise Salz dazugeben und ca. 20 Minuten bei niedriger Temperatur weiterkochen, bis der Quinoa etwas eindickt. Den Quinoa von der Platte nehmen und noch weitere 5 bis 10 Minuten im Topf eindicken lassen.

Die Walnusskerne und Mandeln grob zerkleinern.

Den Quinoa auf kleine Schüsseln verteilen, die zerkleinerten Kerne und den Zimtzucker darüber geben.

Zum Verfeinern eignen sich ein Schuss laktosefreie Sahne oder Milch und frisches Obst.

Hirsebrei mit Mandarinen

Zubereitungszeit: 35 Minuten, für 2 Personen

Zutaten:

Hirse (150 g)
Wasser (200 ml)
Mandelmilch (100 ml)
Mandarinenfilets

Die Hirse in Wasser und Mandelmilch kurz aufkochen und dann bei niedriger Temperatur 20 Minuten köcheln lassen, so dass die Hirse weich und breiig wird. Wer die Hirse weicher mag, der kann die Hirse über Nacht in Wasser einweichen. Den Hirsebrei nach dem Kochen nochmals 10 Minuten im Topf stehen lassen.

Den Hirsebrei in Schälchen verteilen und die Mandarinenfilets darunter mischen. Nach Belieben mit Zucker oder Ahornsirup süßen.

Puffdinkel mit Erdbeeren

Zubereitungszeit: 5 Minuten, für 1 Person

Zutaten:

Puffdinkel (10 EL)
Erdbeeren (100 g)
Milch, laktosefrei (100 ml)
Zucker (1 TL)

Den gepufften Dinkel in eine große Dessertschüssel geben.

Die Erdbeeren waschen, in kleine Stücke schneiden und zum Puffdinkel geben. Den Zucker und die Milch dazu geben und gut verrühren.

Besonders gut schmeckt es auch mit 2-3 EL laktosefreiem Joghurt.

Strammer Maximilian

Zubereitungszeit: 10 Minuten, für 2 Personen

Zutaten:

Dinkelbrot (2 Scheiben)
Eier (2 Stück)
roher Schinken, gewürfelt (100 g)
Butterschmalz (2 EL)
Schnittlauch, frisch (½ Bund)
Paprika, süß, gemahlen (2 Msp.)
Salz

In einer Pfanne das Butterschmalz erhitzen und das Dinkelbrot von beiden Seiten anbraten. Die Brotscheiben herausnehmen und auf 2 Teller legen.

Nun den gewürfelten Schinken mit Butterschmalz anbraten. Den gebratenen Schinken herausnehmen und über die beiden Brote verteilen.

Dann die beiden Eier zu Spiegeleiern braten und auf die Schinkenbrote legen.

Den Schnittlauch waschen und klein schneiden und über den Strammen Max geben. Zuletzt mit etwas gemahlenem Paprika und Salz würzen.

Reiche Ritter mit Bananenjoghurt

Zubereitungszeit: 10 Minuten, für 2 Personen

Zutaten:

Weißbrot, glutenfrei (4 Scheiben)
Eier (2 Stück)
Banane (1 Stück)
Joghurt, laktosefrei (150 g)
Milch (4 EL)
Zimtzucker (3 TL)
Pflanzenöl (2 EL)

Die Eier und die Milch in einer Schüssel mit einem Schneebesen vermischen und dann die Brotscheiben in der Milch-Ei Mischung einweichen, bis die Brote vollgesogen sind.

Die Banane schälen, in Scheiben schneiden und mit dem laktosefreien Joghurt und einem TL Zimtzucker vermischen.

In einer Pfanne das Pflanzenöl erhitzen und die Brotscheiben von beiden Seiten anbraten.

Die Reichen Ritter aus der Pfanne nehmen, mit dem übrigen Zimtzucker bestreuen, einen EL Bananenjoghurt darauf geben und am besten gleich warm servieren.

Granola Knuspermüsli

Zubereitungszeit: 40 Minuten, Vorratsherstellung

Zutaten:

Dinkelflocken (150 g)

Haferflocken (100 g)

Brauner Zucker (3 EL)

Vanillinzucker (1 Pck.)

Mandeln, gehobelt (20 g)

Zimt (½ TL)

Ahornsirup (4 EL)

Pflanzenöl (3 EL)

Salz

Die Dinkelflocken, Haferflocken, Mandeln, Zucker, Vanillinzucker, Zimt und eine Prise Salz in einer Schüssel vermischen. Den Ahornsirup und das Pflanzenöl dazugeben und kräftig durchmischen. Am besten gelingt das Mischen wenn Sie mit den Händen durchmischen. Eventuell ein bisschen mehr Ahornsirup und Öl dazugeben, die Flocken sollen alle gut benetzt sein.

Den Ofen auf 150° vorheizen, das Backblech mit Backpapier belegen, das Granola ausbreiten und auf der mittleren Schiene für 20 Minuten backen. Das Granola mit einer Gabel wenden und nochmals für 5-10 Minuten im Ofen backen. Das Wenden und Weiterbacken solange wiederholen bis das Granola knusprig und hellbraun wird.

Wer Mandeln generell nicht verträgt, kann diese weglassen oder durch andere Nüsse ersetzen. Nach dem Erkalten kann das Granola mehrere Tage aufbewahrt werden und mit Milch (laktosefrei) oder Joghurt und verschiedenen Früchten als leckeres Frühstück genossen werden.

Hash Browns - Kartoffeltaler

Zubereitungszeit: 15 Minuten, für 2 Personen

Zutaten:

Kartoffeln (4-5 Stück)
Butterschmalz (3 EL)
Schnittlauch (½ Bund)
Salz, Pfeffer

Die Kartoffeln schälen und mit einer Reibe in kleine Streifen reiben. Die Kartoffelstreifen in einem Sieb waschen bis das Wasser klar durchläuft. Die Restfeuchtigkeit mit den Händen oder eingewickelt in ein Küchentuch gut ausdrücken.

Den Schnittlauch waschen und klein schneiden.

Aus den Kartoffelschnitzeln kleine, runde Scheiben formen. In einer Pfanne etwas Butterschmalz erhitzen und wenn das Butterschmalz heiß ist die Kartoffelscheiben darin von beiden Seiten knusprig braun anbraten. Je nach Kartoffelsorte fallen die Kartoffelscheiben manchmal auseinander aber das tut dem leckeren Geschmack keinen Abbruch.

Vor dem Servieren noch mit Salz und Pfeffer sowie dem kleingeschnittenen Schnittlauch würzen. Als Beilage eignet sich ein Spiegelei.

Dinkelporridge mit Granola

Zubereitungszeit: 20 Minuten, für 2 Personen

Zutaten:

Dinkelflocken, weich (100 g)
Wasser (50 ml)
Milch, laktosefrei (80 ml)
Zimtzucker (1 TL)
Granola (4 EL)
Salz

In einem Kochtopf die Dinkelflocken mit dem Wasser verrühren und ca. 10 Minuten einweichen lassen.

Die Milch, den Zimtzucker und die Prise Salz dazugeben, kurz aufkochen und ca. 5 Minuten unter regelmäßigem Rühren eindicken lassen.

Den fertigen Dinkelporrigde in ein Schälchen geben und mit dem Granola (siehe Granola Knuspermüsli) vermischen. Nach Belieben vor dem Verzehr noch frisches Obst dazu geben.

Joghurt aus Sojamilch

Zubereitungszeit: 15 Minuten, Stehzeit ½ Tag, 8 Portionen

Zutaten:

Sojamilch (1 L)
Xanthan (2 TL)
Soja-Joghurt (125 g)

Die Sojamilch in einem Topf erwärmen, das Xanthan mit dem Schneebesen langsam einrühren und das Ganze kurz aufkochen.

Die Sojamilch abkühlen lassen, bis sie lauwarm ist, dann mit dem Schneebesen den Sojajoghurt untermischen. Es ist wichtig dass die Sojamilch lauwarm (kälter als 42°C) ist, da sonst die Kulturen beim Zugeben absterben. Der Sojajoghurt wird wegen der Joghurtkulturen benötigt. Die Sojamilch nun in die Gläser der Joghurtmaschine geben und die Joghurtmaschine für 8-12 Stunden laufen lassen.

Wenn Sie regelmäßig Joghurt machen, können Sie immer das letzte Gläschen für den nächsten Joghurtansatz verwenden. Wer keine Joghurtmaschine hat, kann die Joghurtgläser auch auf die Heizung stellen. Die angestrebte Temperatur beträgt 42°C. So genau trifft man die Temperatur auf der Heizung meistens nicht, deshalb die Joghurtgläser auf der Heizung etwas länger stehen lassen.

Dinkelsemmel mit pochiertem Ei

Zubereitungszeit: 15 Minuten, für 2 Personen

Zutaten:

Dinkelsemmel (2 Stück)   Essig (2 EL)

Eier (2 Stück)   Senf (1 EL)

Butterschmalz (1 EL)   Salz, Pfeffer

Schinken, roh (2 Scheiben)

1 ½ Liter Wasser aufkochen lassen und den Essig dazugeben. Das Wasser auf niedriger Flamme weiter kochen lassen. Das erste Ei am Topfrand aufschlagen und vorsichtig in das leicht köchelnde Wasser geben. Etwas einfacher ist es das aufgeschlagene Ei erst in eine Schöpfkelle und von dort in das Wasser zu geben. Das Ei nun 3 Minuten im nicht mehr kochenden Wasser garen lassen und dann mit einer Schaumkelle herausnehmen. Nun das zweite Ei auf die gleiche Weise zubereiten.

Die Dinkelsemmeln halbieren. In einer Pfanne das Butterschmalz und die Dinkelsemmeln mit der aufgeschnittenen Seite knusprig anbraten. Die Semmeln aus der Pfanne herausnehmen und die knusprigen Flächen mit Senf bestreichen. In der Pfanne die beiden Schinkenscheiben im übrigen Butterschmalz kurz anbraten und dann auf die Semmel legen.

Das pochierte Ei auf die Semmel legen, mit Salz und Pfeffer würzen und die Semmel mit der oberen Hälfte schließen. Köstlich schmeckt auch frischer Schnittlauch dazu.

Französischer Toast aus dem Ofen

Zubereitungszeit: 35 Minuten, Stehzeit: 1-2 Stunden, für 4 Personen

Zutaten:

Weißbrot, glutenfrei (8 Scheiben)
Eier (4 Stück)
Milch (100 ml)
Butter (80 g)

Brauner Zucker (100 g)
Mandelsplitter (20 g)
Zimt (½ TL)
Salz

Die Butter in einer Pfanne schmelzen und eine ofenfeste Auflaufform damit ausstreichen.

Den Rest der Butter in die Auflaufform geben und den Zucker und den Zimt auf dem Boden der Auflaufform gleichmäßig verteilen.

Die Brotscheiben in 2-3 Lagen in die Auflaufform legen und die Mandelsplitter darüber geben.

Milch, Eier und eine Prise Salz mit dem Schneebesen verrühren, über die Brote gießen und 1-2 Stunden einsaugen lassen.

Den französischen Toast im vorgeheizten Backofen bei 180°C über 30 Minuten backen.

Glutenfreie Pancakes

Zubereitungszeit: 15 Minuten, für 2 Personen

Zutaten:

Mehl, glutenfrei (250 g)
Xanthan (1 TL)
Milch, laktosefrei (450 ml)
Eier (2 Stück)
Backpulver (2 TL)

Pflanzenöl (4 TL)
Zimt, gemahlen (1 TL)
Vanillinzucker (1 Pck.)
Puderzucker (3 EL) oder Ahornsirup
Salz

In einer Rührschüssel Mehl, Xanthan, Zimt, Vanillinzucker, Backpulver und eine Prise Salz mit dem Rührgerät vorsichtig verrühren. Dann die Eier und die Milch zugeben und solange rühren bis der Teig zähflüssig aber noch zerfließend ist. Mit Milch oder Mehl korrigieren um die gewünschte Konsistenz zu erhalten.

In einer Pfanne Pflanzenöl erhitzen und bei mittlerer Hitze mit der Schöpfkelle Teig in die Pfanne geben. Für Pancakes so viel Teig in die Pfanne geben, dass jeder Pancake einen Durchmesser von 10 cm hat. Die Pancakes von beiden Seiten goldbraun anbraten.

Auf dem Teller durch ein Teesieb mit Puderzucker bestreuen oder Ahornsirup darüber geben. Am besten schmecken die Pancakes frisch aus der Pfanne.

Joghurt mit Trauben und Granola

Zubereitungszeit: 10 Minuten, für 2 Personen

Zutaten:

Joghurt, laktosefrei (150 g)
Granola (4 EL)
Weintrauben (100 g)

Mit dem Granola (siehe Rezept Granola Knuspermüsli) lassen sich verschiedenste wohlschmeckende Frühstücke oder Desserts bereiten. Zum Beispiel frischer Joghurt mit Trauben und Granola.

Die Weintrauben waschen und vierteln.

Den Joghurt mit den Trauben und dem Granola vermischen. Wer es etwas süßer mag, der süßt mit etwas Zucker oder Ahornsirup nach.

Wer es besonders fein mag, der stellt sich ein Joghurt aus Kokosmilch oder Sojamilch selber her, wie weiter vorne beschrieben.

Egg Benedict

Zubereitungszeit: 25 Minuten, für 2 Personen

Zutaten:

Dinkeltoast (2 Scheiben)
Eier (6 Stück)
Schinken, gekocht (2 Scheiben)
Butter (200 g)
Butterschmalz (1 EL)

Essig (2 EL)
Weißwein, trocken (3 EL)
Petersilie (½ Bund)
Limette (1 Stück)
Salz, Pfeffer

Den Dinkeltoast toasten und auf einen Teller legen. Den Kochschinken in Butterschmalz in einer Pfanne anbraten und auf den Toast legen. 1½ Liter Wasser aufkochen lassen und den Essig dazugeben. Das Wasser auf niedriger Flamme weiter kochen lassen. Das erste Ei am Topfrand aufschlagen und vorsichtig in das leicht köchelnde Wasser geben. Etwas einfacher ist es das aufgeschlagene Ei erst in eine Schöpfkelle und von dort in das Wasser zu geben. Das Ei nun 3 Minuten im nicht mehr kochenden Wasser garen lassen und dann mit einer Schaumkelle herausnehmen. Nun das zweite Ei auf die gleiche Weise zubereiten. Die pochierten Eier auf den Schinken geben. Die übrigen 3 Eier trennen und die Eigelbe mit Wasser, Weißwein, dem Saft der Limette, Pfeffer und Salz in einem Kochtopf gut verrühren. Auf einer niedrigen Stufe erhitzen und dabei mit einem Schneebesen kontinuierlich rühren, bis die Sauce cremig wird. Die Butter in einem Topf schmelzen, nach und nach zur cremigen Eimasse geben und mit dem Schneebesen weiter rühren. Zuletzt mit Salz und Pfeffer nochmals abschmecken. Die Sauce großzügig über die pochierten Eier geben und obenauf die zerkleinerte Petersilie und etwas frisch gemahlenen Pfeffer geben.

Hauptmahlzeiten

Brühe aus Rinderknochen

Zubereitungszeit: 2,5 Stunden, ergeben 2 l

Zutaten:

Rinderknochen (500 g)	Karotte (1 Stück)
Suppenfleisch (200 g)	Petersilienwurzel (2 Stück)
Zwiebel (groß)	Liebstöckel (1 Bund)
Speiseöl (4 EL)	Wasser (2 l)
Sellerie (½ Knolle)	Salz, Pfeffer

Die Zwiebel mit der Schale in Scheiben schneiden und in einem Suppentopf mit dem Öl scharf anbraten. Wenn die Zwiebeln dunkelbraun werden, diese wieder aus dem Topf entfernen. Dabei geht der Zwiebelgeschmack in das Öl über. Die zerkleinerten Rinderknochen und das Suppenfleisch nun im Öl kurz anbraten. Den Sellerie, die Karotte und die Petersilienwurzel vierteln, zusammen mit dem Liebstöckel und dem Wasser in den Suppentopf geben und alles kurz zum Kochen bringen. Den entstehenden Suppenschaum mit einer Schöpfkelle abschöpfen und alles nun mit geschlossenem Deckel 2 Stunden bei niedriger Temperatur köcheln lassen. Die Brühe durch ein Sieb abgießen und mit Salz und Pfeffer abschmecken. Die Brühe kann nun sofort genossen werden oder zur Verwendung in anderen Gerichten aufbewahrt werden. Nach dem Erkalten bilden sich Fettaugen, diese können je nach Belieben mit der Schöpfkelle abgeschöpft werden. Das übrig gebliebene Suppenfleisch schmeckt in dünnen Scheiben sehr gut als Einlage in der Brühe.

Hühnerbrühe

Zubereitungszeit: 3 Stunden, ergeben 2 l

Zutaten:

Suppenhuhn (ca. 1 kg)
Knoblauchöl (4 EL)
Sellerie (½ Knolle)
Karotten (2 Stück)
Petersilienwurzel (1 Stück)
Lauch (das Grüne von 1 Stange)

Petersilie (1 Bund)
Thymian (1 Zweig)
Lorbeerblätter (4 Stück)
Wasser (2 L)
Salz, Pfeffer

Das Suppenhuhn auftauen lassen, waschen und zusammen mit den Innereien in einen Suppentopf geben. Das Gemüse waschen und in 1 bis 2 cm große Stücke schneiden. Dann das Gemüse und die Gewürze zum Suppenhuhn in den Topf geben, das Wasser aufgießen und alles kurz aufkochen. Das Ganze nun abgedeckt zwei bis zweieinhalb Stunden bei niedriger Temperatur köcheln lassen. Die Brühe durch ein Sieb abgießen und mit Salz und Pfeffer abschmecken. Die Brühe kann nun sofort genossen werden oder zur Verwendung in anderen Gerichten aufbewahrt werden. Nach dem Erkalten bilden sich Fettaugen, diese können je nach Belieben mit der Schöpfkelle abgeschöpft werden. Vom Suppenhuhn das weiße Fleisch abtrennen und als Einlage verwenden. Vor dem Servieren eine kleine Menge klein gehackte Petersilie auf die Brühe geben. Anstelle des Suppenhuhns können auch Hähnchenschenkel verwendet werden, dadurch reduziert sich die Kochzeit auf eineinhalb Stunden. Die Brühe schmeckt dann etwas weniger intensiv, das Fleisch schmeckt meistens etwas besser.

Rinderfilet mit Mausohrsalat

Zubereitungszeit: 15 Minuten, für 2 Personen

Zutaten:

Rinderfilet in Scheiben (300 g)
Feldsalat (150 g)
Pflanzenöl (1 EL)
Orange (1 Stück)
Pinienkerne (1 EL)

Walnussöl 4 EL
Sojasauce (1 TL)
Balsamicoessig 4 EL
Salz, Pfeffer

Das Rinderfilet mit Salz und Pfeffer würzen.

In einer Pfanne das Pflanzenöl erhitzen, das Rinderfilet (in ca. 1 cm dicken Scheiben) von beiden Seiten scharf anbraten und dann bei niedriger Hitze 2-3 Minuten in der Pfanne garen, je nachdem wie durchgebraten das Rinderfilet sein soll.

Den Feldsalat waschen und in eine Schüssel geben. Die Orange schälen, filetieren und in kleine Stücke schneiden. Die Orangen und die Pinienkerne über den Salat geben. Walnussöl, Sojasauce, Balsamicoessig, Salz und Pfeffer darüber geben und den Salat gut durchmischen.

Den Salat auf einem Teller neben dem Rinderfilet servieren. Als Beilage gut geeignet sind z.B. Rosmarinkartoffeln.

Lachs aus dem Ofen

Zubereitungszeit: 50 Minuten, für 2 Personen

Zutaten:

Lachsfilet (2 Stück a ca. 200 g)
Zucchini (2 kleine ca. 300 g)
Cocktailtomaten (8 Stück)
Zitrone (1 Stück, unbehandelt)
Olivenöl (3 EL)

Estragon (1 Zweig)
Thymian (1 Zweig)
Rosmarin (1 Zweig)
Pfeffer, Salz

Die Zucchini und die Tomaten waschen, dann die Zucchini in ca. 5mm dicke Scheiben schneiden und die Cocktailtomaten halbieren.

Eine ofenfeste Auflaufform mit dem Olivenöl ausstreichen. Die Zucchinischeiben und Tomatenstücke hineingeben und mit Salz und Pfeffer bestreuen. Dann die Lachsfilets darauf legen und die Estragon- und Thymianblättchen sowie die Rosmarinnadeln dazu geben.

Die Zitrone in Scheiben schneiden, die Scheiben auf den Lachs legen und 2-3 EL Wasser in die Auflaufform geben. Die Auflaufform mit einer Alufolie dicht abdecken und die Auflaufform ca. 30-35 Minuten in den auf 180° vorgeheizten Ofen geben.

Als Beilage eignen sich sehr gut Rosmarinkartoffeln, die zeitgleich im Ofen gebacken werden können.

Fenchelsalat mit Orangen

Zubereitungszeit: 10 Minuten, Stehzeit: 30 Minuten, für 2 Personen

Zutaten:

Fenchel (2 Knollen, ca. 400 g)
Orangen (2 Stück)
Olivenöl (4 EL)
Walnüsse (40 g)
Parmesan, frisch gehobelt (20 g)
Balsamicoessig, weiß (4 EL)
Ahornsirup (1 TL)
Salz, Pfeffer

Die Fenchelknollen in dünne Streifen schneiden und in eine Salatschüssel geben. Die Orangen schälen, filetieren, in kleine Stücke schneiden und zum Fenchel geben.

Die Walnüsse zerkleinern und zusammen mit dem Olivenöl, Balsamicoessig, Ahornsirup, Salz und Pfeffer in die Salatschüssel geben und alles gut durchmischen.

Den Salat ca. 30 Minuten ziehen lassen und kurz vor dem Servieren den frisch gehobelten Parmesan darüber geben.

Gebratener Reis mit Putenfleisch / Stirfry

Zubereitungszeit: 15 Minuten, für 2 Personen

Zutaten:

Reis (200 g)

Eier (2 Stück)

Putenbrust (300 g)

Thai-Basilikum (½ Bund)

Frühlingszwiebeln (4 Stück)

Pflanzenöl (4 EL)

Sesamöl (1 TL)

Sojasauce (1 EL)

Austernsauce (1 EL)

Chili Sauce (1 TL)

Salz, Pfeffer

Den Reis kochen und kalt werden lassen. Die Putenbrust in kleine Streifen schneiden und in einer Pfanne in heißem Pflanzenöl anbraten, bis die Stücke braun und etwas knusprig werden. Die Eier in einer kleinen Schüssel verquirlen. Das Grüne der Frühlingszwiebel und das Thai-Basilikum in kleine Stücke schneiden. Den Reis in heißem Pflanzenöl in einer hohen Pfanne unter ständigem Rühren anbraten und nach und nach die Eimasse dazu geben. Wenn der Reis und das Ei gut durchgebraten sind, die gebratene Putenbrust dazu geben und unter ständigem Rühren Sesamöl, Sojasauce, Austernsauce, Chilisauce, Frühlingszwiebeln und Thaibasilikum, Salz und Pfeffer dazu geben und weitere 1-2 Minuten erhitzen.

Dieses Gericht eignet sich sehr gut dazu übriges Gemüse, aus anderen Gerichten, in kleiner Menge mit zu braten.

Reis mit Rosmarinhackfleisch

Zubereitungszeit: 25 Minuten, für 2 Personen

Zutaten:

Reis (parboiled Reis; 300 g)
Hackfleisch (300 g)
Rosmarin (3 Stängel)
Zwiebel (1 Stück)

Olivenöl (4 EL)
Sojasauce (1 EL)
Salz, Pfeffer

Den Reis nach Packungsangaben kochen.

Die Zwiebel schälen und in Scheiben schneiden. In einer Pfanne das Olivenöl erhitzen und die Zwiebeln darin anbraten. Die Zwiebeln entfernen und das Hackfleisch in der Pfanne mit dem heißen Zwiebelöl anbraten.

Die Rosmarinnadeln von den Stängeln zupfen und grob zerhacken. Den Rosmarin und die Sojasauce zum Hackfleisch geben, mit Salz und Pfeffer abschmecken und bei niedriger Temperatur 2-3 Minuten weiter braten.

Nach Belieben den Reis auf einem Teller servieren und das Hackfleisch darüber geben oder Reis und Hackfleisch noch vor dem Servieren vermischen.

Zu diesem Gericht passt als Beilage ein knackiger Salat.

Gemüseomelette

Zubereitungszeit: 15 Minuten, für 2 Personen

Zutaten:

Eier (4 Stück)

Butterschmalz (1 EL)

Frühlingszwiebeln (2 Stück)

Paprika (1 Stück)

Cocktailtomaten (6 Stück)

Petersilie (½ Bund)

Emmentaler, gerieben (50 g)

Milch (2 EL)

Salz, Pfeffer

Die Paprika, die Tomaten und das Grüne der Frühlingszwiebeln waschen und klein schneiden. Die Eier in einem Schälchen mit der Milch, Salz und Pfeffer verrühren. In einer Pfanne etwas Butterschmalz erhitzen, und das Ei in die heiße Pfanne geben. Das Omelett bei mittlerer Hitze braten und wenn das Omelett am Boden der Pfanne fest wird, die Hälfte der Paprika, Tomaten und Frühlingszwiebeln auf dem Omelette verteilen. Das Omelette nun wenden und von der anderen Seite braten.

Das Omelette, sobald es knusprig braun wird, wieder wenden und das restliche Gemüse und den Käse darüber verteilen. Das Omelette nun in der Mitte zusammenklappen und noch 2-3 Minuten bei niedriger Hitze weiter braten.

Das Omelette auf einen Teller geben, mit frisch gehackter Petersilie bestreuen und servieren.

Weißkrautsalat mit Speck

Zubereitungszeit: 15 Minuten, für 2 Personen

Zutaten:

Weißkraut (½ Kopf)	Essig (5 EL)
Karotten (2 Stück)	Kümmel (1 TL)
Speck, gewürfelt (100 g)	Zucker (2 TL)
Pflanzenöl (5 EL)	Salz, Pfeffer

Die Karotten schälen, dann Karotten und Weißkraut in eine Schüssel hobeln.

Essig, Öl, Kümmel, Zucker, Salz und Pfeffer dazugeben und gut durchmischen.

Den Salat über Nacht im Kühlschrank ziehen lassen.

Den gewürfelten Speck in der Pfanne mit etwas Pflanzenöl knusprig anbraten und vor dem Servieren unter den Salat mischen.

Für diejenigen die keinen Speck in Ihrem Krautsalat mögen, der Salat schmeckt auch ohne Speck sehr gut.

> Weißkraut = Weißkohl = Kappes

Gegrillte Ananas

Zubereitungszeit: 20 Minuten, für 2 Personen

Zutaten:

Ananas (1 Stück)
Orange (1 Stück)
Ahornsirup (2 EL)
Pfeffer, frisch gemahlen

Die Ananas oben und unten anschneiden und dann der Länge nach mit einem Brotmesser achteln. Die Schale der Ananasachtel abschneiden und die Ananasachtel halbieren.

In einer kleinen Schüssel, den Saft der Orange mit dem Ahornsirup und dem Pfeffer verrühren. Die Ananasscheiben mit einem Pinsel von beiden Seiten mit dem Orangen-Ahornsirup bestreichen.

Auf dem Gasgrill die Ananas auf jeder Seite ca. 5 Minuten grillen. Alternativ können die Ananasscheiben auch in einer Gusspfanne mit Rillen in etwas Butterschmalz gebraten werden.

Am besten gleich ein paar mehr Stücke braten, denn die gegrillte Ananas schmeckt nicht nur direkt vom Grill sondern auch kalt als Beilage oder Dessert am nächsten Tag.

Kürbissuppe

Zubereitungszeit: 40 Minuten, für 4 Personen

Zutaten:

Hokkaido-Kürbis (1 Stück)	Knoblauchöl (2 EL)
Kartoffel (1 große)	Sesamkerne 2 TL
Kraftbrühe (300 ml)	Kürbiskernöl (1 EL)
Kokosmilch (425 ml)	Muskatnuss
Frühlingszwiebel (2 Stück)	Salz, Pfeffer
Ahornsirup (1 EL)	

Den Hokkaido-Kürbis waschen, halbieren und die Kerne entfernen. Den Kürbis dann in Würfel schneiden und zusammen mit der geschälten und zerkleinerten Kartoffel in der Kokosmilch und der Kraftbrühe 30 Minuten bei geschlossenem Deckel weich kochen. Zum Ende der Kochzeit Ahornsirup, Knoblauchöl und Sesamkerne dazugeben. Die Suppe mit dem Passierstab passieren und mit Salz, Pfeffer und frisch geriebenem Muskat abschmecken. Das Grüne der Frühlingszwiebel klein schneiden. Die Suppe in einem Teller servieren und die klein geschnittene Frühlingszwiebel und das Kürbiskernöl auf die Suppe geben.

> Der **Hokkaido-Kürbis** ist ein kleiner Kürbis mit kräftiger Oranger Farbe. Der Geschmack ist intensiv und erinnert an Walnüsse und Maroni. Im Gegensatz zu vielen anderen Kürbissorten wird die Schale beim Kochen weich und kann gegessen werden.

Leberkäse mit Spiegelei

Zubereitungszeit: 10 Minuten, für 2 Personen

Zutaten:

Leberkäse (2 dünne Scheiben)

Eier (2 Stück)

Butterschmalz (2 EL)

Paprika (1 Msp.)

Salz, Pfeffer

In einer Pfanne Butterschmalz erhitzen und den Leberkäse von beiden Seiten braun anbraten. Den Leberkäse auf einen Teller geben. Dann in Butterschmalz bei mittlerer Temperatur die beiden Spiegeleier braten.

Die fertigen Spiegeleier auf den Leberkäse geben und mit Paprika, Salz und Pfeffer würzen.

```
Leberkäse ≈ Fleischkäse ≈ Kalbskäse
```

Kohlrabi mit Schinken

Zubereitungszeit: 30 Minuten, 2 Portionen

Zutaten:

Kohlrabi (2 Stück)	Koriander (½ Bund)
Schinken, gekocht (150 g)	Weißwein (50 ml)
Pflanzenöl (3 EL)	Limette (1 Stück)
Sahne, laktosefrei (100 ml)	Salz, Pfeffer

Den Kohlrabi schälen und in Würfel schneiden. Den Koriander waschen und klein schneiden. Den Kochschinken in kleine Quadrate schneiden.

In einem Topf das Öl erhitzen, den Schinken kurz anbraten und dann den Kohlrabi dazu geben. Mit dem Weißwein löschen und bei niedriger Temperatur für 20 Minuten dünsten. Kurz vor dem Ende der Kochzeit die Sahne dazugeben und mit Salz und Pfeffer abschmecken.

Den Kohlrabi vom Herd nehmen, den Koriander und den Saft der Limette dazugeben, umrühren und servieren.

Der **echte Koriander** ist eine aus dem Mitteleerraum stammende Gewürzpflanze bei der entweder Samen oder das Grün zum Würzen verwendet wird. Das Grün ähnelt der Petersilie. Zahlreiche Alternativnamen wie indische Petersilie, chinesische Petersilie und arabische Petersilie greifen diese Ähnlichkeit auf.

Der im Deutschen gelegentlich verwendete Name Cilantro wird in diesem Zusammenhang fälschlicherweise verwendet, da Cilantro den langen Koriander, der auch als Stinkdistel bekannt ist, bezeichnet.

Kokossuppe (Thom Kha Gai)

Zubereitungszeit: 40 Minuten, für 4 Personen

Zutaten:

Kokosmilch (425 ml)

Hühnerbrühe (500 ml)

Hähnchenschenkel (4 Stück)

Limette (1 Stück)

Fischsauce (2 EL)

Currypaste, grün (1 TL)

Koriander (1 Bund)

Süßes Thai-Basilikum, (1 Bund)

Zucker (1 TL)

Zitronengras (1 Halm)

Ingwerwurzel

Das Zitronengras in 2 cm lange Stücke schräg anschneiden, von der Ingwerwurzel 5 dünne Scheiben abschneiden. Die Hühnerbrühe und die Kokosmilch in einem Topf zum Kochen bringen. 5 dünne Scheiben der Ingwerwurzel, Zitronengras und Hähnchenschenkel dazugeben und bei mittlerer Hitze weiter kochen. Nach 10 Minuten die Hitze reduzieren und die Fischsauce, die Chilipaste, den Zucker und den Saft der Limette dazugeben und 15 Minuten köcheln lassen bis die Hähnchenschenkel gar sind. Die Kokossuppe in Suppenschüsseln servieren und die Blätter vom Thai-Basilikum und dem Koriander auf die heiße Suppe geben.

Unter dem Namen **Thai-Basilikum** werden 3 verschiedene Basilikum Sorten zusammengefasst. Allen 3 Sorten ist gemeinsam, dass das Aroma flüchtig ist also beim Trocknen und beim Kochen verschwindet, so dass es erst kurz vor Schluss frisch zugegeben werden sollte. Gelegentlich wird Thai-Basilikum auch roh verzehrt. Am häufigsten wird das süße-Basilikum ‚Hopra' verwendet. Das indische-Basilikum ‚Krapao' und das Zitronenbasilikum ‚Maenglak' werden seltener verwendet.

Spinatsalat mit Erdbeeren

Zubereitungszeit: 10 Minuten, für 2 Personen

Zutaten:

Spinat, frisch (200 g)

Erdbeeren (100 g)

Mandeln gehobelt (1 EL)

Schnittlauch (½ Bund)

Balsamicoessig (2 EL)

Olivenöl (2 EL)

Zucker (½ TL)

Salz, Pfeffer

Den Spinat waschen und in eine Salatschüssel geben. Die Erdbeeren waschen, in Scheiben schneiden und in die Schüssel geben. Den Schnittlauch klein schneiden und zusammen mit den Mandeln in die Salatschüssel geben. Aus dem Balsamicoessig, Olivenöl, 3 Esslöffeln Wasser, Zucker, Salz und Pfeffer eine Vinaigrette herstellen und über den Salat geben. Den Salat nun gut durchmischen und servieren.

Bei der **Erdbeere** handelt es sich streng genommen nicht um eine Beere sondern um eine Nuss. Genauer gesagt um eine Sammelnuss. Die eigentlichen Früchte sind die kleinen gelben Nüsse auf der Oberfläche. Das was im Volksmund Erdbeere genannt wird ist eine rote Scheinbeere, die dazu dient die kleinen Nüsse zu tragen und Tiere anzulocken, die zur Verbreitung beitragen sollen.

Bok Choi gedünstet

Zubereitungszeit: 15 Minuten, für 2 Personen

Zutaten:

Bok Choi (3 Köpfe)
Knoblauchzehen (4 Stück)
Knoblauchöl (2 EL)
Pfefferkörner rosa, frisch gemahlen
Salz

Den Bok Choi waschen und in große Stücke schneiden.

In einem Kochtopf den Boden mit Wasser bedecken, die Knoblauchzehen dazugeben zum Kochen bringen und auf das kochende Wasser den Bok Choi geben. Bei mittlerer Hitze und geschlossenem Deckel ca. 5 Minuten dünsten, dann den Deckel entfernen und bei niedriger Hitze weiterkochen bis das Wasser verdampft ist.

Die Knoblauchzehen entfernen und den Bok Choi mit Knoblauchöl, Salz und frisch gemahlenen rosa Pfefferkörnern abschmecken.

Bok Choi wird im Deutschen auch als **Senfkohl** benannt und ist eine dem Chinakohl ähnliche Kohlsorte. Bok Choi kommt ursprünglich aus China, kann aber auch in Deutschland im Garten angebaut werden. Geschmacklich ist Bok Choi dem Mangold sehr ähnlich und wird zunehmend als Gemüse oder Salat in der Europäischen Küche verwendet.

Spaghetti Bolognese

Zubereitungszeit: 70 Minuten, für 2 Personen

Zutaten:

Spaghetti, glutenfrei (250 g)
Hackfleisch (200 g)
Tomaten, gehackt (400 g)
Tomatenmark (2 EL)
Knoblauchöl (4 EL)
Oregano, getrocknet (1 TL)
Paprika, gemahlen (½ TL)

Cayennepfeffer (2 Msp.)
Pfeffer (2 Msp.)
Zucker (½ TL)
Rotwein (3 EL)
Parmesan gerieben (50 g)
Salz

In einem Kochtopf das Knoblauchöl erhitzen, das Hackfleisch hinzugeben und anbraten bis es krümelig und leicht braun wird.

Die gehackten Tomaten, Tomatenmark, Rotwein, Zucker und die Gewürze dazugeben und eine Stunde bei niedriger Temperatur auf dem Herd köcheln lassen. Vor dem Servieren mit Salz abschmecken.

Die glutenfreien Spaghetti nach Packungsangaben kochen.

Die Nudeln mit der Bolognese Sauce auf einem Teller servieren und den geriebenen Parmesan obenauf geben.

Hähnchenspieße gegrillt

Zubereitungszeit: 20 Minuten, für 2 Personen

Zutaten:

Hühnerbrust (200 g)
Paprika rot (1 Stück)
Paprika gelb (1 Stück)
Olivenöl (4 EL)

Paprika, gemahlen
Cayennepfeffer
Salz, Pfeffer

Die Hühnerbrust in 2 x 2 cm große Stücke schneiden. Die Paprika waschen und in 3 x 3 cm große Stücke schneiden. Abwechselnd ein Stück Fleisch und 2 Stücke Paprika auf die Spieße stecken. Die Spieße mit dem Olivenöl bestreichen und mit dem Salz und den Gewürzen abschmecken. Auf einem Grill von jeder Seite gut grillen. Alternativ können die Spieße auch in der Pfanne gebraten werden.

Als Beilage passt sehr gut ein gedünstetes Gemüse, z.B. ein gedünstetes Zucchini-Karottengemüse, gekochter Langkornreis oder Wildreis.

Bei **Cayennepfeffer** handelt es sich um keinen Pfeffer im eigentlichen Sinn sondern um gemahlenes Chili-Pulver aus den besonders scharfen Cayenne-Chilis. Die Schärfe des Chilipulvers wird nach der **Scoville-Schärfeskala** bestimmt. Nach dieser Skala ist Cayennepfeffer 10 Mal schärfer als Tabasco-Sauce. Für die Schärfe verantwortlich ist die Substanz **Capsaicin**. Die einmalige Einnahme von Capsaicin löst eine Schärfeempfindung aus. Die dauerhafte, regelmäßige Einnahme führt zu einer Gewöhnung und zu einer allgemeinen Abnahme von z.B. Bauchschmerzen.

Gemüseallerlei mit Spiegelei

Zubereitungszeit: 30 Minuten, für 2 Personen

Zutaten:

Eier (2 Stück)
Karotten (2 Stück)
Paprika, gelb (1 Stück)
Tomaten (2 Stück)
Aubergine (1 kleine)

Sahne, laktosefrei (50 ml)
Olivenöl (4 EL)
Korianderkörner (1 TL)
Koriander (½ Bund)
Salz, Pfeffer

Die Gemüse waschen und in kleine Stücke schneiden. In einem Topf das Olivenöl erhitzen, die Karotten kurz anbraten und dann 5 Minuten unter Zugabe von ca. 5 EL Wasser bei geschlossenem Deckel dünsten.

Paprika, Auberginen, Tomaten und Korianderkörner dazugeben und 10 Minuten bei mittlerer Temperatur weiter dünsten. Den frischen Koriander klein schneiden und zusammen mit der Sahne zum Gemüse geben. 2-3 Minuten weiter dünsten und abschließend mit Salz und Pfeffer abschmecken.

In einer Pfanne die Spiegeleier braten. Spiegeleier und Gemüseallerlei auf einem Teller servieren und mit ein paar grünen Korianderblättern verzieren.

Reis mit Koriander und Mais

Zubereitungszeit: 20 Minuten, Stehzeit: 30 Minuten, für 2 Personen

Zutaten:

Reis (300 g)
Mais (2 Kolben)
Chilischoten (2 Stück)
Koriander (½ Bund)

Kreuzkümmel (½ TL)
Butterschmalz (2 EL)
Limette (1 Stück)
Salz

Den Reis nach Packungsangaben kochen. Die Chilischoten waschen und in kleine Stücke schneiden. Den Mais vom Kolben schneiden.

Das Butterschmalz in einer Pfanne erhitzen und den Mais und die Chilischoten dazu geben. 5-10 Minuten braten, bis die Maiskörner weich sind. Den Kreuzkümmel und das Salz dazu geben und noch 1-2 Minuten bei niedriger Temperatur weiter braten. Den Koriander klein hacken, zusammen mit dem gekochten Reis und dem Mais in einen Topf geben und ca. 1-2 Minuten bei niedriger Temperatur gut durchmischen. Je nach Geschmack nochmals mit etwas Butterschmalz verfeinern.

Zum Servieren ein paar Korianderblätter verwenden. Pro Portion zwei Limettenviertel auf den Teller geben und kurz vor dem Verspeisen die Limetten über den Reis auspressen.

Cincinnati Chili

Zubereitungszeit: 1½ - 2 Stunden, für 4 Personen

Zutaten:

Hackfleisch (500 g)	Essig (2 EL)
Nudeln, glutenfrei (500 g)	Zimt, gemahlen (½TL)
Tomaten passiert (400 g)	Muskat, gemahlen (2 Msp.)
Emmentaler, gerieben (150 g)	Nelken, gemahlen (2 Msp.)
klare Brühe (300 ml)	Kreuzkümmel, gemahlen (2 Msp.)
Zwiebeln (2 Stück)	Chili, gemahlen (2 Msp.)
Frühlingszwiebeln (5 Stück)	Cayenne Pfeffer (2 Msp.)
Pflanzenöl (4 EL)	Salz

Die Zwiebeln schälen und in Ringe schneiden. Das Öl in einer Pfanne erhitzen und die Zwiebeln mehrere Minuten unter gelegentlichem Rühren anbraten. Dann die Zwiebeln aus der Pfanne entfernen. Das Hackfleisch nach und nach in die Pfanne geben und gut anbraten. In einem Kochtopf die passierten Tomaten mit der Brühe, den Gewürzen, und dem Essig erhitzen. Das Hackfleisch dazugeben und das Chili 60 bis 90 Minuten bei niedriger Hitze und gelegentlichem Umrühren eindicken lassen. Nach dem Eindicken mit Salz abschmecken.

Die Nudeln nach Packungsangaben kochen. Den grünen Teil der Frühlingszwiebeln in kleine Stücke schneiden.

Auf einem Teller zunächst die Nudeln und darauf eine Schöpfkelle vom Chili geben. Auf das Chili etwas geriebenen Emmentaler und obenauf die klein geschnittenen Frühlingszwiebeln servieren.

Milchreis mit Erdbeeren und Minze

Zubereitungszeit: 40 Minuten, für 2 Personen

Zutaten:

Milch, laktosefrei (½ L)

Milchreis (100 g)

Erdbeeren (1 Schälchen)

Minze frisch (½ Bund)

Zucker (30 g)

Ahornsirup (2 EL)

Salz

Die Milch mit dem Zucker und einer Prise Salz kurz aufkochen, den Milchreis dazu geben und anschließend unter ständigem Rühren 30 Minuten köcheln lassen, bis der Reis weich ist. Den Milchreis ca. 30 Minuten erkalten lassen. Die Minze in kleine Streifen schneiden. Die Erdbeeren waschen, in kleine Stücke schneiden und kurz vor dem Servieren zusammen mit der Minze unter den kalten Milchreis mischen.

Den Ahornsirup darüber geben und ein paar Minzblätter zum Verzieren obenauf legen.

Es gibt etwa 30 verschiedene **Minzarten**, die als Tee oder als Gewürz verwendet werden. Den kräftigsten Minzgeschmack entfaltet die **Marokkanische Minze**, die in Deutschland häufig verwendete Pfefferminze hat einen mittelkräftig ausgeprägten Geschmack. Das für den Geschmack verantwortliche Menthol hat verdauungsanregende und krampflösende Eigenschaften und wird daher bei Darmkrämpfen zur Linderung eingesetzt.

Sehr lecker schmeckt **Pfefferminztee** übrigens aus frischer Minze. Dabei darauf achten, dass die frische Minze mit kochendem Wasser übergossen wird und dieses Wasser nach ½ Minute abgegossen wird. Im Anschluss daran nochmals mit kochendem Wasser übergießen und 5 Minuten ziehen lassen. Als erstes lösen sich Bitterstoffe, diese werden beim Abgießen entfernt. Erst im zweiten Sud lösen sich langsam die leckeren Menthole.

Penne al pomodoro

Zubereitungszeit: 20 Minuten, für 2 Personen

Zutaten:

Penne, glutenfrei (300 g)

geschälte Tomaten (400 g)

Parmesan (50 g)

Olivenöl (2 EL)

Knoblauch (4 Zehen)

Basilikum (20 Blätter)

Salz, Pfeffer

Die glutenfreie Penne nach Packungsangaben kochen. Den Knoblauch schälen und in Scheiben schneiden. In einer großen Pfanne das Olivenöl erhitzen und die Knoblauchstücke dazugeben. Den Knoblauch gut anbraten und dann entfernen.

Die geschälten Tomaten in kleine Würfel schneiden. Die Tomaten, den beim Schneiden entstandenen Saft und das Basilikum in die Pfanne geben. Bei mittlerer Hitze so gut es geht die Tomatenstücke mit einem Kochlöffel zerdrücken. Mit Salz und Pfeffer abschmecken und ganz kurz aufkochen. Die Soße dann durch ein Sieb passieren, die Basilikumblätter bleiben im Sieb zurück. Die Soße zurück in die Pfanne geben und ein paar Minuten bei mittlerer Hitze eindicken.

Die Nudeln auf Tellern portionieren, die fertige Sauce darüber geben und mit frisch geriebenem Parmesan servieren.

Chili Con Carne

Zubereitungszeit: 1½ - 2 Stunden, für 4 Personen

Zutaten:

Hackfleisch (500 g)
Zwiebeln (2 Stück)
geschälte Tomaten im Saft (400 g)
Tomaten, passiert (100 ml)
Tomatenmark (4 EL)
Gouda, gerieben (200 g)
Brühe (200 ml)

Speiseöl (4 EL)
Mais (400 g)
Paprika, gemahlen (1 TL)
Kreuzkümmel, gemahlen (1 TL)
Oregano, getrocknet (1 TL)
Tabascosauce (1 TL)
Salz

Die Zwiebeln schälen und in Ringe schneiden. Das Öl in einer Pfanne erhitzen und die Zwiebeln mehrere Minuten unter gelegentlichem Rühren anbraten. Dann die Zwiebeln aus der Pfanne nehmen. Das Hackfleisch nach und nach in die Pfanne geben und gut anbraten. In einem Kochtopf die geschälten Tomaten, die passierten Tomaten und das Tomatenmark mit der Brühe, den Gewürzen, und der Tabascosauce erhitzen. Das Hackfleisch dazugeben und das Chili 60 bis 90 Minuten bei niedriger Hitze und gelegentlichem Umrühren eindicken lassen. Nach 60 Minuten den Mais mit in den Topf geben. Nach dem Eindicken mit Salz abschmecken. Das Chili in einer Schüssel servieren und den geriebenen Gouda darüber geben. Als Beilage eignet sich Reis oder ein FODMAP-armes Brot.

Gut dazu schmecken anstelle des Goudas auch 1-2 Teelöffel laktosefreier Schmand.

Gegrillte Jakobsmuscheln

Zubereitungszeit: 15 Minuten, für 2 Personen

Zutaten:

Jakobsmuscheln (8 Stück)	Thymian (frisch)
Paprika, rot (1 Stück)	Olivenöl (3 EL)
Paprika, gelb (1 Stück)	Salz, Pfeffer
Limette (1 Stück)	4 Schaschlik Spieße

Die Paprika waschen und in Stücke schneiden, die sich gut aufspießen lassen.

Die Paprikastücke abwechselnd mit den Jakobsmuscheln auf die Schaschlik Spieße spießen und mit den Saft der Limette über das Muschelfleisch geben.

Die Spieße mit Thymian, Pfeffer und Salz würzen, das Olivenöl darüber geben und auf dem Grill bei mittlerer Temperatur von jeder Seite ca. 5 Minuten grillen. Alternativ können die Spieße auch in der Pfanne gebraten werden.

Zu den Spießen schmeckt ein Tomaten Rucola Salat mit einer einfachen Essig und Öl Vinaigrette.

Milchreis mit Zimtzucker

Zubereitungszeit: 40 Minuten, für 2 Personen

Zutaten:

Milch, laktosefrei (½ L)
Milchreis (100 g)
Zucker (30 g)
Zimtzucker (1 EL)
Salz

Die Milch mit dem Zucker und einer Prise Salz kurz aufkochen, den Milchreis dazu geben und anschließend unter ständigem Rühren 30 Minuten köcheln lassen, bis der Reis weich ist.

Der Milchreis schmeckt sowohl heiß als auch kalt. Den Zimtzucker erst kurz vor dem Servieren darüber streuen. Sehr lecker schmeckt der Milchreis auch mit etwas in der Pfanne gebräunter Butter, die kurz vor dem Servieren darüber gegeben wird.

Kraftbrühe aus Rindfleisch

Zubereitungszeit: 3 Stunden, ergibt 2 l

Zutaten:

Suppenfleisch (Rind, 600 g)

Tomate (1 Stück)

Speiseöl (2 EL)

Sellerie (½ Knolle)

Karotten (2 Stück)

Petersilienwurzeln (2 Stück)

Liebstöckel (1 Bund)

Wasser (2 L)

Salz, Pfeffer

Das Suppenfleisch in ca. 100 g große Stücke zerkleinern. Den Sellerie, die Karotten, die Petersilienwurzeln und die Tomate waschen, vierteln und zusammen mit dem Suppenfleisch, den übrigen Zutaten und dem Wasser in einen Suppentopf geben und kurz aufkochen. Den Deckel auf den Suppentopf geben und das Ganze bei niedriger Hitze zweieinhalb Stunden bei niedriger Temperatur köcheln. Die Brühe dann durch ein Sieb abgießen und mit Salz und Pfeffer abschmecken. Die Brühe kann nun sofort genossen werden oder zur Verwendung in anderen Gerichten aufbewahrt werden. Nach dem Erkalten bilden sich Fettaugen, diese können je nach Belieben mit der Schöpfkelle abgeschöpft werden. Das Suppenfleisch schmeckt gewürfelt sehr gut als Einlage in der Brühe, kann aber auch auf eine extra Teller mit einer kleinen Portion Meerrettich und gekochten Kartoffeln als Hauptgericht serviert werden. Beim Meerrettich ist Vorsicht geboten. Meerrettich ist FODMAP-reich, am besten nur ganz wenig verwenden!

Gebratenes Lachsfilet mit Petersilienkartoffeln

Zubereitungszeit: 40 Minuten, für 2 Personen

Zutaten:

Lachsfilet (2 × 150 g)

Thymian (frisch oder getrocknet)

Zitrone (1 Stück)

Kartoffeln, festkochend (500 g)

Butter (40 g)

Petersilie (½ Bund)

Pfeffer, Salz

Die Kartoffeln schälen, je nach Größe vierteln und 20-30 Minuten in salzigem Wasser kochen. Währenddessen die Petersilie klein hacken.

Die fertig gekochten Kartoffeln in heißer Butter und der gehackten Petersilie schwenken.

Während die Kartoffeln kochen, die Lachsfilets mit Pfeffer, Salz, Thymian und frisch gepresstem Zitronensaft auf beiden Seiten würzen und mit etwas Butter in der Pfanne scharf anbraten. Die Temperatur reduzieren, die Lachsfilets wenden und bei niedriger Temperatur fertig braten.

Als Beilage eignet sich ein grüner Blattsalat mit einer Essig und Öl Vinaigrette.

Back Camembert mit Romanasalat und Preiselbeervinaigrette

Zubereitungszeit: 25 Minuten, für 2 Personen

Zutaten:

Camembert, rund (2 x 100 g)
Romanasalatherz (1 Stück)
Preiselbeergelee (2 EL)
Olivenöl (6 EL)
Balsamicoessig (4 EL)

Wasser (2 EL)
Chilipulver (1 Prise)
Rosa Beeren (1 TL)
Salz

Auf ein Backblech ein Backpapier legen und die beiden Camemberts darauf geben. Im Umluftherd bei 150° C ca. 15 Minuten backen. Wenn der Camembert fertig gebacken ist wölbt er sich meistens ein bisschen nach oben.

Den Romanasalat waschen und in Streifen schneiden, auf 2 große Teller geben und die rosa Beeren (roter Pfeffer) darüber verteilen.

Die Vinaigrette aus Olivenöl, Balsamicoessig, Wasser, Preiselbeergelee, Chilipulver und Salz gut verrühren.

Die gebackenen Camemberts auf den Salat legen, die Vinaigrette darüber verteilen und servieren solange der Camembert noch warm ist.

Dinkel-Bandnudeln mit Tomatensauce

Zubereitungszeit: 20 Minuten, für 2 Personen

Zutaten:

Dinkel-Bandnudeln (250 g)

Tomaten (250 g)

Tomatenmark (1 TL)

Knoblauchöl (2 EL)

Wasser (5 EL)

Rotwein, trocken (3 EL)

Basilikum, Oregano, Thymian, Rosmarin

Salz, Pfeffer, Zucker

In einem Kochtopf mit gesalzenem Wasser die Dinkel-Bandnudeln al dente (bissfest) kochen.

Die Tomaten in kleine Stücke schneiden. In einem Topf die Tomaten mit dem Wasser, dem Tomatenmark, Knoblauchöl und den zerkleinerte Gewürzen ca. 5-10 Minuten erhitzen und dabei die Tomatenstücke zerdrücken. Zuletzt den Rotwein dazu geben und die Tomatensauce mit Salz, Pfeffer und Zucker abschmecken. Mit frischen Kräutern schmeckt die Sauce deutlich interessanter, aber meistens hat man nicht alle Kräuter frisch zur Hand.

Die Bandnudeln mit der Tomatensauce in einem tiefen Teller servieren und mit ein paar Basilikumblättern verzieren.

Hackfleischbällchen in Tomatensauce

Zubereitungszeit: 25 Minuten, für 4 Personen

Zutaten:

Hackfleisch (350 g)	Petersilie (½ Bund)
Ei (1 Stück)	Pflanzenöl (2 EL)
Nudeln, glutenfrei (250 g)	Ingwerwurzel
Tomaten, geschält (425 g)	Chili (2 Msp.)
Basilikum (10 Blätter)	Salz, Pfeffer
Knoblauchöl (2 EL)	

Die Nudeln nach Packungsangaben kochen. Die Ingwerwurzel waschen und in sehr kleine Würfel schneiden. Die Petersilie klein schneiden. In einer Schüssel, das Hackfleisch mit dem Ei, Ingwer, Petersilie, Chili, Salz und Pfeffer kräftig durchkneten. Aus dem Hackfleisch kleine Bällchen formen und bei mittlerer Hitze in einer Pfanne mit dem Pflanzenöl von allen Seiten anbraten.

Die geschälten Tomaten und den Saft in einem Topf erhitzen und mit einer Gabel zerdrücken. Das Knoblauchöl und die Basilikumblätter hinzugeben und mit Salz und Pfeffer abschmecken.

Die Nudeln auf einen Teller geben, die Hackfleischbällchen obenauf verteilen und die Tomatensauce darüber geben. Zum Verzieren ein paar frische Basilikumblätter verwenden.

Glutenfreier Toast Hawaii

Zubereitungszeit: 15 Minuten, für 3 Personen

Zutaten:

Toast, glutenfrei (6 Scheiben)
Ananas (1 Stück)
Emmentaler Käse, Scheiben (100 g)
Kochschinken (150 g)

Die Ananas schälen und in Scheiben schneiden.

Die glutenfreien Toasts toasten und währenddessen Alufolie auf ein Backblech legen. Die gerösteten Toasts darauf legen und dann mit Schinken, einer Ananasscheibe und zuletzt einer Scheibe Emmentaler belegen.

Das Backblech auf die mittlere Schiene des auf 170° vorgeheizten Ofens schieben und ca. 10 Minuten backen, bis der Käse geschmolzen ist. Der Toast lässt sich noch mit einem Teelöffel Marmelade auf den fertigen Toast verfeinern, wenn anstelle der frischen Ananas eine Ananas aus der Konserve verwendet wird.

Die übrig gebliebene Ananas eignet sich bestens für die Zubereitung eines Ananas-Minz Desserts, während der Toast im Ofen ist.

Fleischpflanzerl – Frikadelle - Bulette

Zubereitungszeit: 30 Minuten, für 2 Personen

Zutaten:

Hackfleisch, gemischt (250 g)
Ei (1 Stück)
Semmelbrösel, glutenfrei (3 EL)
Milch (1 EL)
Knoblauchöl (1 EL)

Butterschmalz (1 EL)
Paprikapulver, süß (2 Msp.)
Majoranpulver (2 Msp.)
Petersilie, frisch (½ Bund)
Salz, Pfeffer

Die frische Petersilie klein schneiden und mit dem Hackfleisch, den Semmelbröseln, der Milch, dem Knoblauchöl und dem Ei vermischen. Nach und nach die Gewürze und eine Prise Salz dazugeben. Wenn die Masse nicht zusammenhält, noch etwas Semmelbrösel dazu geben.

Aus der fertigen Masse 4 gleich große Fleischpflanzerl formen und diese mit Butterschmalz bei hoher Temperatur von beiden Seiten anbraten und dann bei niedriger Temperatur unter gelegentlichem wenden fertig braten.

Wenn Sie im Butterschmalz vor den Fleischpflanzerl noch Zwiebeln braten, geht der Zwiebelgeschmack auf die Fleischpflanzerl über.

Als Beilage eignet sich ein grüner Salat oder ein Kartoffelsalat.

Tartar

Zubereitungszeit: 10 Minuten, für 2-3 Personen

Zutaten:

Rindertartar (250 g)
Gurke (¼ Stück)
Kapern (1 EL)
Frühlingszwiebeln (2 Stück)
Sardellenfilets (2 Stück)
Worcestersauce (2 TL)

Tomatenmark (1 EL)
Eigelb (2 Stück)
Petersilie (1 Bund)
Chilipulver (1 Msp.)
Salz, Pfeffer

Das Grüne der Frühlingszwiebeln, die Petersilie, die Sardellenfilets und die Kapern so klein wie möglich schneiden. Das Gurkenviertel in kleine maximal 0,5 cm große Stücke schneiden.

Alle Zutaten in eine Schüssel geben, den Tartar mit einer Gabel gut verrühren und anschließend im Kühlschrank aufbewahren. Wenn Sie das Eigelb erst kurz vor dem Servieren unterrühren schmeckt es besser.

Den Tartar auf einem Teller servieren und mit ein paar Petersilienblättern verzieren. Den Tartar auf Maiswaffeln oder einer Scheibe Dinkelbrot mit Butter genießen.

Gefüllte Tomaten

Zubereitungszeit: 40 Minuten, für 2 Personen

Zutaten:

Fleischtomaten (4 große)
Eier (3 Stück)
Butter (10 g)
Speiseöl (2 EL)

Petersilie (½ Bund)
Emmentaler, gehobelt (20 g)
Salz, Pfeffer

Als Erstes die Fleischtomaten abwaschen, einen Deckel abschneiden und die Tomaten mit einem Messer aushöhlen. In einer Pfanne die klein gehackte Petersilie in Butter dünsten und die Tomaten damit bestreichen. Die Tomaten dann 10 Minuten in einer Auflaufform, die zuvor mit Speiseöl ausgepinselt wurde, bei 180° im Umluftofen vordünsten.

Währenddessen die Eier mit Salz und Pfeffer verrühren, mit etwas Speiseöl in die Pfanne geben und ein Rührei herstellen.

Die Tomaten wieder aus dem Ofen nehmen, mit dem Rührei füllen, die Deckel auf die Tomaten legen und nochmals 10 Minuten bei 180° im Umluftofen dünsten.

Die Tomaten erneut aus dem Ofen nehmen, die Deckel abheben, den Emmentaler hineingeben, die Deckel wieder auf die Tomaten legen und nochmals 5 Minuten bei 180° dünsten, bis der Käse geschmolzen ist.

Gulasch im Slowcooker

Vorbereitungszeit: 20 Minuten, Kochzeit 5 Stunden, für 4 Personen

Zutaten:

Rindergulasch (400 g)
Süßkartoffeln (2 Stück)
Karotten (2 Stück)
Tomaten (2 Stück)
Pflanzenöl (2 EL)
Sauerrahm, laktosefrei (100 g)

Brühe (400 ml)
Tomatenmark (4 EL)
Paprika, gemahlen (1 TL)
Lorbeerblätter (2 Stück)
Salz, Pfeffer

Die Kartoffeln, Karotten und Tomaten waschen und kleinschneiden. Das Rindergulasch in einer Pfanne mit dem Pflanzenöl von allen Seiten sehr gut anbraten.

Alle Zutaten, abgesehen vom Sauerrahm, in den Slowcooker geben und 5 Stunden auf der höchsten Stufe köcheln lassen.

Kurz vor dem Ende den Sauerrahm dazugeben, alles umrühren und mit Salz und Pfeffer abschmecken. Wenn die Gulaschsauce nach dem Kochen zu flüssig ist, einen TL Stärke in ein wenig kaltem Wasser auflösen und die letzten 5 Minuten zum Gulasch geben. Sie werden begeistert sein, wie zart Ihr Gulasch nach dieser Kochzeit schmeckt.

Zum Gulasch bietet sich ein parboiled Reis als Beilage an.

Hühnerbrust auf Rucola Salat

Zubereitungszeit: 20 Minuten, für 2 Personen

Zutaten:

Hühnerbrust (ca. 150 g)	Curry, gemahlen (½ TL)
Rucola (125 g)	Salz, Pfeffer
Cocktailtomaten (8 Stück)	Balsamicoessig (4 EL)
Parmesan, gehobelt (20 g)	Olivenöl (6 EL)
Butterschmalz (1 EL)	Wasser (3 EL)
Paprika, gemahlen (½ TL)	Schnittlauch (½ Bund)

Die Hühnerbrust mit Paprika, Curry, Salz und Pfeffer würzen, in einer Pfanne mit heißem Butterschmalz von beiden Seiten scharf anbraten und dann bei mittlerer Hitze garen.

Den Rucola waschen, zerkleinern und in eine Salatschüssel geben. Die Cocktailtomaten waschen, halbieren und in die Salatschüssel geben.

Aus Balsamicoessig, Olivenöl, 3 EL Wasser, Salz, Pfeffer und dem Schnittlauch eine Vinaigrette herstellen und über den Salat geben. Den Salat gut durchmischen.

Die Hühnerbrust in Scheiben schneiden und auf den Salat geben. Den Parmesan auf die Hühnerbrust hobeln und den Salat dann servieren.

Ofenkartoffel mit Kräuterquark

Zubereitungszeit: 2 Stunden, für 4 Personen

Zutaten:

Kartoffel (4 große)

Quark, laktosefrei (250 g)

Paprika, rot (1 Stück)

Schnittlauch (1 Bund)

Kresse (½ Schälchen)

Thymian (1 Zweig)

Knoblauchöl (2 EL)

Paprika (1 Msp.)

Salz, Pfeffer

Die Kartoffeln waschen und in Alufolie einwickeln. Bei 250° im Ofen ca. 2 Stunden Backen. Je nach Größe der Kartoffeln etwas kürzer oder länger, am besten mit der Gabel testen, ob die Kartoffeln durchgehend weich sind.

Die Kräuter waschen und klein schneiden. Die Paprika waschen und in kleine Würfel schneiden. In einer Schale den Quark mit den frischen Kräutern, den Paprikawürfeln, dem Paprikapulver, dem Knoblauchöl, Salz und Pfeffer gut verrühren und während die Kartoffeln backen im Kühlschrank ziehen lassen.

Die fertigen Kartoffeln auf einem Teller servieren, halbieren und in die Mitte den Kräuterquark geben. Wer die Ofenkartoffel mit Quark etwas deftiger mag, brät in einer Pfanne noch 100g Speckwürfel an und gibt die heißen Speckwürfel über die Kartoffeln.

Gefüllte Paprika

Vorbereitungszeit: 40 Minuten, Backzeit 1¼ Stunden, für 4 Personen

Zutaten:

Paprika, gelb, groß (4-6 Stück)	Petersilie (½ Bund)
Hackfleisch (500 g)	Tomatenmark (1 TL)
Reis (400 g)	Knoblauchöl (2 EL)
passierte Tomaten (300 ml)	Paprikapulver (½ TL)
Eier (2 Stück)	Oregano (1 TL)
Emmentaler, gerieben (100 g)	Salz, Pfeffer

Den Reis kochen und etwas erkalten lassen. Das Hackfleisch im Knoblauchöl anbraten, bis es angebräunt ist. Die Hälfte vom gekochten Reis und das Tomatenmark dazu geben und mit braten. Nach und nach 100 ml der passierten Tomaten, die fein gehackte Petersilie und die Gewürze dazugeben und 5-10 Minuten ziehen lassen. In dieser Zeit die Paprika waschen, den Deckel herunterschneiden und die Kerne und das Innenleben herausnehmen. Nun die beiden Eier zum Hackfleisch rühren und das Hackfleisch mit einem Löffel in die Paprika füllen. Die gefüllten Paprika in eine Auflaufform stellen, die verbliebenen passierten Tomaten mit etwas Oregano, Salz und Pfeffer abschmecken und darüber gießen.

Die Paprikadeckel auf die Paprika geben, die Auflaufform in den Ofen stellen, mit einer Alufolie abdecken und bei 170° (Umluft) 1 Stunde backen. Die Alufolie entfernen, die Paprikadeckel kurz anheben, 1 EL geriebenen Emmentaler auf die Paprika geben und die Deckel wieder schließen. Das Ganze nochmals für 1-10 Minuten im Ofen backen. Die fertigen Paprikaschoten mit dem Reis und der Tomatensauce servieren.

Bratkartoffeln mit Spiegelei

Zubereitungszeit: 20 Minuten, für 2 Personen

Zutaten:

Kartoffeln, festkochend (½ kg)
Eier (2 Stück)
Speck, gewürfelt (50 g)
Schnittlauch (½ Bund)

Butterschmalz (2 EL)
Kümmel (1 TL)
Salz, Pfeffer

Die Kartoffeln mit der Schale kochen, kalt werden lassen und dann schälen. Die Kartoffeln in Scheiben schneiden und in einer Pfanne mit Butterschmalz unter gelegentlichem, zurückhaltendem Wenden bei hoher Hitze anbraten bis die Bratkartoffeln braun und knusprig werden. In der letzten Minute den Speck und den Kümmel mitbraten und zuletzt mit Salz und Pfeffer würzen. Es können auch nicht vorgekochte Kartoffeln verwendet werden. Nicht gekochte Kartoffeln sollten bei niedrigerer Hitze deutlich länger angebraten werden, schmecken dafür aber deutlich besser.

In einer separaten Pfanne zeitgleich Butterschmalz erhitzen und die Spiegeleier braten. Die fertigen Spiegeleier mit Salz und frisch gemahlenem Pfeffer würzen.

Die Spiegeleier und die Bratkartoffeln auf einem Teller servieren und mit dem klein gehacktem Schnittlauch bestreuen.

Rosmarinkartoffeln

Zubereitungszeit: 45 Minuten, für 2-3 Personen

Zutaten:

Kartoffeln, festkochend, klein (500 g)   Thymian (3 Zweige)

Olivenöl (4 EL)   Salz

Rosmarin (3 Zweige)

Die Kartoffeln waschen und in Viertel schneiden, größere Kartoffeln achteln.

Den Rosmarin und den Thymian waschen, die Nadeln bzw. die Blätter vom Zweig zupfen, klein hacken und in einer großen Schüssel mit den Kartoffelstücken, dem Salz und dem Öl vermischen.

Ein Backblech mit einem Backpapier auslegen, die Kartoffeln darauf verteilen und das Blech für 30-35 Minuten bei 180°C auf die mittlere Schiene in den Umluftherd geben.

Die Kartoffeln eignen sich ideal als Beilage oder mit ein bisschen laktosefreiem Quark als kleines Hauptgericht.

Mit Käse überbackene Kartoffeltaler

Zubereitungszeit: 40 Minuten, für 2-3 Personen

Zutaten:

Kartoffeln, festkochend, klein (400 g)
Emmentaler, gerieben (150 g)
Olivenöl (4 EL)
Salz, Pfeffer

Die Kartoffeln schälen, waschen und in knapp 1 cm dicke Scheiben schneiden.

Ein Backblech mit einem Backpapier auslegen, die Kartoffelscheiben darauf verteilen, mit Salz und Pfeffer würzen und das Olivenöl darüber geben. Die Kartoffelscheiben für 30 Minuten bei 180°C auf der mittleren Schiene im Umluftherd backen.

Das Blech aus dem Ofen nehmen, den Käse über den Kartoffeln verteilen und das Blech nochmals für 5 Minuten in den Ofen geben.

Ofenkartoffel mit Speckwürfeln

Zubereitungszeit: 1½ Stunden, für 2 Personen

Zutaten:

Kartoffeln (2 große)	Paprika, gemahlen (½ TL)
Tomate (1 Stück)	Pflanzenöl (2 EL)
Schmand, laktosefrei (125 g)	Schnittlauch (½ Bund)
Speck, gewürfelt (100 g)	Salz, Pfeffer

Die Kartoffeln waschen, in Alufolie einwickeln und im Backofen bei 180°C 90 Minuten backen. In der Zwischenzeit die Speckwürfel in einer Pfanne mit etwas Pflanzenöl knusprig anbraten.

Die Tomate waschen und in kleine Würfel schneiden. Die Tomatenstücke mit dem Schmand und dem Paprikapulver gut vermischen und mit Salz und Pfeffer abschmecken.

Den Schnittlauch waschen und klein schneiden.

Die fertigen Kartoffeln aus der Alufolie wickeln, auf einen Teller legen und in der Mitte zerteilen und aufklappen. Den Tomaten-Schmand auf die aufgeklappte Kartoffel geben, die gebratenen Speckwürfel obenauf geben und den Schnittlauch darüber verteilen.

Thunfischsalat

Zubereitungszeit: 20 Minuten, für 2 Personen

Zutaten:

Romana Salatherzen (2 Stück)
Thunfisch (im eigenen Saft, 140 g)
Mais (140 g)
Eier (2 Stück)
Koriander (½ Bund)
gehobelte Mandeln (15 g)

Für die Vinaigrette:
Olivenöl (4 EL)
Balsamicoessig (4 EL)
Zucker (½ TL)
Salz, Pfeffer

Die Eier hart kochen, erkalten lassen, schälen und vierteln. Die gehobelten Mandeln in einer Pfanne goldbraun rösten.

Den Romanasalat waschen, in kleine Streifen schneiden und in eine Salatschüssel geben. Den Dosenmais abgießen und in die Salatschüssel geben. Den Thunfisch ebenfalls abgießen, in kleine Stücke zerteilen und in die Salatschüssel geben. Den Koriander klein schneiden und darüber geben.

In einem Glas die Vinaigrette aus Olivenöl, Balsamicoessig, Zucker, Salz und Pfeffer anrühren. Die Vinaigrette über den Salat geben und alles gut vermengen. Zuletzt die Eier und die gerösteten Mandeln darüber geben und den Salat servieren.

Griechischer Salat

Zubereitungszeit: 15 Minuten, für 2 Personen

Zutaten:

Gurke (½ Stück)
Tomaten (2 Stück)
Paprika, grün (1 Stück)
Oliven (10 Stück)
Fetakäse (100 g)
Petersilie (½ Bund)

Knoblauchöl (4 EL)
Rotweinessig (2 EL)
Majoran, getrocknet (½ TL)
Oregano, getrocknet (½ TL)
Salz, Pfeffer

Die Gurke waschen, schälen und in kleine Stücke schneiden. Die Tomaten waschen und auch in kleine Stücke schneiden. Die Paprika waschen und in Streifen schneiden. Die Petersilie grob hacken, alles zusammen mit den Oliven in eine Salatschüssel geben und einmal durchmischen.

Den Fetakäse in kleine Würfel schneiden und über den Salat geben. Knoblauchöl, Rotweinessig, Majoran, Oregano, Salz und Pfeffer darüber geben, den Salat gut durchmischen und servieren.

Chef Salat

Zubereitungszeit: 15 Minuten, für 2 Personen

Zutaten:

Eier (2 Stück)	Joghurt, laktosefrei (100 g)
Gurke (½ Stück)	Tomatenmark (1 EL)
Cocktailtomaten (5 Stück)	Olivenöl (4 EL)
Kopfsalat (½ Kopf)	Essig (2 EL)
Radieschen (4 Stück)	Senf (1 TL)
Frühlingszwiebeln (2 Stück)	Zucker (¼ TL)
Kochschinken, (4 Scheiben)	Salz, Pfeffer
Emmentaler (4 Scheiben)	

Die Eier hart kochen, abkühlen lassen, schälen und in Scheiben schneiden. Den Kopfsalat waschen und die Blätter in eine Salatschüssel geben. Die Gurke und die Radieschen waschen und in dünne Scheiben schneiden. Die Cocktailtomaten vierteln. Das Grüne der Frühlingszwiebeln in kleine Stücke schneiden.

Den Schinken und den Emmentaler in Streifen schneiden. In einer kleinen Schüssel die Salatsauce aus Joghurt, Tomatenmark, Olivenöl, Essig, Senf, Zucker, Salz und Pfeffer anrühren.

Alle Zutaten in eine Salatschüssel geben und gut durchmischen.

Tomatensalat

Zubereitungszeit: 15 Minuten, für 2 Personen

Zutaten:

Tomaten, rot (2 Stück)
Tomaten, gelb (2 Stück)
Gurke (¼ Stück)
Basilikum (10 Blätter)
Balsamicoessig (5 EL)
Olivenöl (5 EL)
Salz, Pfeffer

Die Tomaten und die Gurke waschen, in mundgerechte Stücke schneiden und in eine Salatschüssel geben. Die Basilikumblätter dazu geben und Balsamicoessig und Olivenöl dazu geben.

Den Salat gut mischen und mit Salz und Pfeffer abschmecken.

Vor dem Servieren 2 Stunden im Kühlschrank ziehen lassen.

Koriander-Minze-Radieschen-Salat

Zubereitungszeit. 15 Minuten, Stehzeit: 60 Minuten, für 2 Personen

Zutaten:

Radieschen (2 Bund)
Koriander (½ Bund)
Minze (½ Bund)
Zitrone (½ Stück)
Olivenöl (2 EL)
Salz, Pfeffer

Die Radieschen waschen und in sehr kleine (ca. 0,5 x 0,5 cm) Würfel schneiden.

Den Koriander und die Minze sehr klein hacken.

Alles in eine Salatschüssel geben, den Saft der Zitrone, Olivenöl, Essig, Salz und Pfeffer dazu geben und gut durchmischen.

Besonders gut schmeckt der Salat, wenn er vor dem Servieren 30-60 Minuten im Kühlschrank steht.

Buchweizen Taboule

Zubereitungszeit: 25 Minuten, Stehzeit: 2 Stunden, für 2 Personen

Zutaten:

Buchweizen (200 g)	Limette (2 Stück)
Karotte (1 Stück)	Koriander (1 Bund)
Tomaten (2 Stück)	Olivenöl (4 EL)
Gurke (½ Stück)	Kreuzkümmel, gemahlen (1 TL)
Frühlingszwiebeln (4 Stück)	Salz, Pfeffer

Den Buchweizen in 1 L leicht gesalzenem Wasser 15-20 Minuten kochen und dann abgießen.

Karotte, Tomaten, den grünen Teil der Frühlingszwiebeln und Gurke waschen und in kleine Stücke schneiden. Den Koriander sehr klein schneiden.

Den gekochten Buchweizen, den Saft der Limetten und alle anderen Zutaten in eine Schüssel geben und gut mischen. Mit Salz und Pfeffer abschmecken und mindestens 2 Stunden im Kühlschrank ziehen lassen.

Kurz vor dem Servieren nochmals etwas Limettensaft über den Taboule geben.

Rucola-Kohlrabi Salat mit Bacon

Zubereitungszeit: 20 Minuten, für 2 Personen

Zutaten:

Rucola (125 g)

Kohlrabi (ca. 250 g)

Baconscheiben (100 g)

Pinienkerne (20 g)

Parmesan, gehobelt (50 g)

Pflanzenöl (1 EL)

Olivenöl (4 EL)

Balsamicoessig (4 EL)

Wasser (4 EL)

Senf (1 TL)

Zucker (½ TL)

Salz, Pfeffer

Die Pinienkerne in der Pfanne anrösten, bis diese hellbraun sind.

Die Baconscheiben mit einem scharfen Messer dritteln. Das Pflanzenöl in eine Pfanne geben und den Bacon darin unter mehrmaligem wenden braten bis die Baconscheiben knusprig werden. Die Baconscheiben dann aus der Pfanne nehmen und zwischen Küchentücher legen, die das Öl so gut wie möglich aufsaugen. Den Rucola waschen, die einzelnen Blätter halbieren und in eine Salatschüssel geben. Den Kohlrabi schälen, vierteln, in dünne Scheiben schneiden und auch in die Salatschüssel geben. In einem Glas die Vinaigrette aus Olivenöl, Balsamicoessig, Wasser, Senf, Zucker, Salz und Pfeffer anrühren. Die Pinienkerne und die Vinaigrette in die Salatschüssel geben und gut mit dem Rucola und den Kohlrabi Scheiben vermengen. Zuletzt den kalten Bacon und den gehobelten Parmesan darüber geben und nochmals leicht vermengen.

Zwischenmahlzeiten und Snacks

Salsa mit Maischips

Zubereitungszeit: 15 Minuten, Stehzeit: 2 Stunden, für 2 Personen

Zutaten:

Tortillachips (200 g)
Tomaten (3 Stück)
Frühlingszwiebeln (2 Stück)
Chilischoten (2 Stück)
Koriander (½ Bund)

Limette (1 Stück)
Essig (1 EL)
Knoblauchöl (1 EL)
Cayennepfeffer (2 Msp.)
Salz, Pfeffer

Beim Kauf der Tortillachips darauf achten, dass diese nur aus Maismehl, Pflanzenöl und Salz hergestellt wurden. Am besten finden Sie solche Natur-Tortillachips im Bioladen oder im Reformhaus.

Die Tomaten waschen und in kleine Würfel schneiden. Das Grüne der Frühlingszwiebeln, die Chilischote und den Koriander klein schneiden.

Alle Zutaten in eine Schüssel geben, gut verrühren und ca. 2 Stunden im Kühlschrank ziehen lassen.

Mit den Tortillachips die Salsa aus der Schüssel löffeln. Sehr lecker schmecken die Tortillachips, wenn Sie kurz vor dem Servieren im Ofen aufgewärmt werden.

Kartoffelbrei

Zubereitungszeit: 30 Minuten, für 2 Personen

Zutaten:

Kartoffeln, mehlig (400 g)
Milch, laktosefrei (140 ml)
Butter (1 EL)
Muskatnuss
Salz

Die Kartoffeln schälen und in leicht gesalzenem Wasser 20 Minuten weich kochen. Das Wasser abgießen.

Mit dem Kartoffelstampfer die Kartoffeln zerdrücken und dabei Butter, eine Prise Salz und Milch zugeben. Je nach gewünschter Festigkeit des Kartoffelbreis etwas mehr oder weniger Milch zugeben.

Über den fertigen Kartoffelbrei frischen Muskat reiben und servieren.

Salt & Pepper Chicken Wings

Zubereitungszeit: 40 Minuten, für 4 Personen

Zutaten:

Hähnchenflügel (400 g)
Knoblauchöl (5 EL)
Chili, gemahlen (2 Msp.)
Salz, Pfeffer

Salz und frisch gemahlenen Pfeffer in einer kleinen Schüssel vermischen. Die Hähnchenflügel großzügig von beiden Seiten mit dem Salz und Pfeffer Gemisch würzen.

Ein Backblech mit Backpapier auslegen und die Hähnchenflügel darauf verteilen.

Die Hähnchenflügel auf der mittleren Schiene 15 Minuten bei 220°C backen, wenden und nochmals für 15 Minuten backen.

Das Knoblauchöl mit dem Chilipulver vermischen.

Die Hähnchenflügel aus dem Ofen nehmen, mit einem Pinsel mit Knoblauchöl bestreichen und nochmals ein paar Minuten in den Ofen geben, bis sie knusprig braun sind.

Tortillachips mit Käse überbacken

Zubereitungszeit: 10 Minuten, für 2 Personen

Zutaten:

Tortillachips (200 g)
Käse, gerieben (100 g)
Pfeffer

Beim Kauf der Tortillachips darauf achten, dass diese nur aus Maismehl, Pflanzenöl und Salz hergestellt wurden.

Den Backofen auf 200°C vorheizen. Das Backblech mit Backpapier auslegen und die Tortillachips darauf auslegen. Den geriebenen Käse darüber verteilen und frisch gemahlenen Pfeffer darüber streuen.

Die Tortillachips 5 Minuten im Ofen backen, bis der Käse geschmolzen ist. Am besten gleich warm genießen.

Tomaten-Mozzarella-Spießchen

Zubereitungszeit: 15 Minuten, für 2 Personen

Zutaten:

Cocktailtomaten (12 Stück)	Balsamicoessig (4 EL)
Mozzarella-Minis (125 g)	Oregano (½ TL)
Basilikum (frisch)	Salz, Pfeffer
Olivenöl (4 EL)	Zahnstocher

Die Tomaten waschen und falls es sich um große Cocktailtomaten handelt am besten halbieren.

Auf die Zahnstocher abwechselnd eine halbe Cocktailtomate, ein Blatt Basilikum und ein Mozzarellabällchen aufspießen und auf einem flachen Teller anrichten.

Die Spießchen mit etwas Salz, frisch gemahlenem Pfeffer und Oregano würzen und mit Olivenöl und Balsamicoessig begießen.

Die Spießchen 15-30 Minuten ziehen lassen und servieren.

Sehr lecker schmecken die Tomaten-Mozzarella-Spießchen mit frischem Rucola-Salat angemacht mit Balsamicoessig, Olivenöl, Salz und Pfeffer.

Oliven-Tomaten-Tapenade

Zubereitungszeit: 10 Minuten, für 2 Personen

Zutaten:

Oliven, grün (200 g)
Zitrone (½ Stück)
Mandeln, gemahlen (30 g)
getrocknete Tomaten in Öl (4 Stück)
Olivenöl (2 EL)
Koriander (1 Bund)
Frühlingszwiebeln, grüner Teil (4 Stück)
Salz, Pfeffer

Die Oliven mit dem Koriander, der Frühlingszwiebel und den getrockneten Tomaten in einem Küchenmixer zerkleinern. Den Saft der halben Zitrone und das Olivenöl dazu geben und noch einmal kräftig mixen. Zuletzt die gemahlenen Mandeln, Salz und Pfeffer dazugeben und noch einmal mixen. Die Tapenade eignet sich als Dip für Maischips oder als Brotaufstrich.

> Der Begriff **Tapenade** stammt aus der französischen Küche und bezeichnet verschiedene Brotaufstriche. Ursprünglich wurde der Begriff nur für Aufstriche verwendet die aus Oliven, Kapern und Anchovis hergestellt wurden. Heutzutage werden aber auch viele Variationen der Tapenade, die ohne Oliven, Kapern oder Anchovis hergestellt werden, als Tapenade bezeichnet.

Getrocknete Tomaten

Vorbereitungszeit: 15 Minuten, Backzeit: 5-8 Stunden

Zutaten:

Tomaten (1 kg)
Salz (150 g)
Rosmarin (2 Stängel)
Thymian (2 Stängel)

Die Tomaten waschen und der Länge nach vierteln. Die Kerne und das Innenleben der Tomaten herausnehmen und die Tomatenstücke auf Küchentüchern abtrocknen.

Ein Backblech mit einem Backpapier auslegen, mit ca. 1-2 mm Salz bestreuen, die Tomaten mit der inneren Seite nach oben darauf legen und mit wenig Salz und etwas frischem Rosmarin und Thymian bestreuen. Bei 70 °C ca. 5-8 Stunden im Backofen bei Ober- und Unterhitze trocknen, und dabei den Backofen einen kleinen Spalt weit offen lassen. Die Trockenzeit ist sehr unterschiedlich und hängt von der Größe der Tomatenstücke ab.

Die getrockneten Tomaten sind im Kühlschrank einige Tage haltbar und eignen sich sehr gut als Snack für zwischendurch.

Getrocknete Tomaten in Öl eingelegt

Zubereitungszeit: 15 Minuten

Zutaten:

Tomaten, getrocknet (250 g)　　　Zucker (1 EL)

Wasser (1 L)　　　Rosmarin, frisch

Balsamicoessig (100 ml)　　　Thymian, frisch

Salz (½ TL)　　　Olivenöl (ca. 250 ml)

Die getrockneten Tomaten (siehe Rezept getrocknete Tomaten) können ohne weiteres in Öl eingelegt werden. Besser schmecken in Öl eingelegte Tomaten aber mit folgendem Rezept: Das Wasser mit dem Balsamicoessig, dem Salz und dem Zucker aufkochen. Ca. 250 g der getrockneten Tomaten in das heiße Wasser geben und nun 5 Minuten im Wasser belassen aber nicht mehr kochen. Die Tomaten durch ein Sieb abtropfen lassen und etwas trockenschütteln. Die Tomaten nun mit einer Gabel in ein sauberes Schraubverschlussglas (400-450 ml) geben und zwischen die Tomaten abwechselnd frischen Rosmarin und Thymian geben. Abschließend das Schraubverschlussglas mit Olivenöl aufgießen, bis die Tomaten vollständig bedeckt sind. Die Tomaten sind so 2-3 Wochen gut haltbar. Wenn sie länger halten sollen, müssen die Schraubverschlussgläser vor dem Befüllen sterilisiert werden und beim Auffüllen des Öls darauf geachtet werden, dass sich keine Luftblasen zwischen den Tomaten bilden.

Bruschetta

Zubereitungszeit: 15 Minuten, für 2-4 Personen

Zutaten:

Dinkelbaguette
Tomaten (4 Stück)
Frühlingszwiebeln (5 Stück)
Koriander (½ Bund)

Limette (1 Stück)
Essig (1 EL)
Knoblauchöl (1 EL)
Salz, Pfeffer

Die Tomaten waschen und in kleine Würfel schneiden. Das Grüne der Frühlingszwiebeln in kleine Stücke schneiden. Den Koriander klein schneiden. Alle geschnittenen Zutaten in eine Schüssel geben, den Essig, das Knoblauchöl und den Saft der Limette dazu geben. Die Zutaten gut verrühren, mit Salz und Pfeffer abschmecken und im Kühlschrank ein bis zwei Stunden ziehen lassen. Das Baguette in Scheiben schneiden und auf dem Rost im Backofen bei 200°C 5 Minuten knusprig backen. Die Tomatenmischung auf die Baguettescheiben verteilen und nochmals für 2 Minuten in den Ofen geben. Als Variation bietet es sich an, ein dünne Scheibe Mozzarella auf die Bruschetta zu legen und im Ofen über die Bruschetta schmelzen zu lassen.

> Bei aus der italienischen Küche stammenden **Bruschetta** handelt es sich um ein geröstetes Brot das mit Knoblauch und Olivenöl verfeinert wird. Zahlreiche Variationen, insbesondere mit Tomaten und Olivenöl haben sich als leckere Appetizer oder Zwischenmahlzeiten etabliert.

Karotten-Brotaufstrich

Zubereitungszeit: 15 Minuten

Zutaten:

Karotten (300 g)
Butter (3 EL)
Walnusskerne (5 Stück)
Pinienkerne (10 Stück)
Olivenöl (1 TL)
Ahornsirup (1 EL)

Die Karotten schälen und mit einer Küchenmaschine raspeln.

In einem Kochtopf die Butter schmelzen und die Karotten kurz erhitzen. Nun die Walnuss- und Pinienkerne, den Ahornsirup und das Olivenöl dazugeben und auf der niedrigsten Stufe 5 Minuten auf dem Herd belassen.

Mit einem Passierstab die Karotten passieren und das Karottenmus in ein Glas abfüllen. Nach dem Abkühlen ist der Karottenaufstrich im Kühlschrank gut eine Woche haltbar.

Süß- und Nachspeisen

Schokoladenpudding mit Sojamilch

Zubereitungszeit: 15 Minuten, für 4 Personen

Zutaten:

Sojamilch (500 ml)
Maisstärke (60 g)
Zucker (50 g)
Vanillinzucker (1 Pck.)
Kakao (40 g)
Wasser (6 EL)
Salz

Zucker, Vanillinzucker, Salz, Kakaopulver und Stärke mit dem Wasser in einer Tasse verrühren, bis die Mischung frei von Klumpen ist. Am besten gelingt dies mit einer Gabel.

In einem Topf die Sojamilch zum Kochen bringen, sofort vom Herd ziehen und die Zucker-Stärkemischung mit einem großen Schneebesen einrühren. Unter ständigem Rühren bei niedriger Hitze ca. eine Minute köcheln lassen und aufpassen dass der Pudding nicht ansetzt.

Den Pudding dann auf 4 Dessertschälchen verteilen, die zuvor mit kaltem Wasser ausgespült wurden. Vor dem Servieren mehrere Stunden kühl stellen.

Grütze mit Minze

Zubereitungszeit: 15 Minuten, für 4 Personen

Zutaten:

Stärke (2 TL)

Ananassaft (200 ml)

Erdbeeren (200 g)

3 Kiwi (ca. 200 g)

Ananas (300 g)

Zucker (2 EL)

Zimt (1 Msp.)

Nelken (1 Msp.)

Minze, frisch (10 Blätter)

Die Stärke mit 2-3 EL lauwarmen Wasser in einem Glas verrühren.

Die Erdbeeren waschen, die Kiwi schälen, alles Obst in kleine Stücke schneiden und in einen Kochtopf geben.

Die Gewürze, Zucker und den Ananassaft mit in den Topf geben und alles 5 Minuten köcheln lassen. Dann die aufgelöste Stärke dazugeben, von der Platte nehmen und 1-2 Minuten weiterrühren.

Die Grütze in Portionsschälchen verteilen und mehrere Stunden kalt stellen. Vor dem Servieren mit frischen Minzblättern verzieren. Sehr lecker schmeckt die Grütze mit einer kleinen Menge laktosefreier Sahne.

Süßer Puffreis

Zubereitungszeit: 15 Minuten, Stehzeit: 4-5 Stunden

Zutaten:

Reis, gepufft (100 g)
Marshmallow (100 g)
Butter (1 EL)

In einem mittelgroßen Topf die Butter bei niedriger Hitze schmelzen. Wenn die Butter geschmolzen ist, die Marshmallows dazugeben und unter ständigem Rühren schmelzen.

Sobald die Marshmallows vollständig geschmolzen sind, den Puffreis dazugeben kräftig umrühren und die Masse auf einem Backblech ca. 2 cm dick ausstreichen. Wer den Puffreis lieber fest mag kann nun die Masse noch etwas festdrücken.

Die Masse ein paar Stunden erkalten lassen und dann mit einem Messer in kleine Stücke schneiden.

Wenn kein Puffreis zur Hand ist kann das Rezept auch mit gepufftem Dinkel oder mit Cornflakes zubereitet werden.

Schokoladen Puffreis

Zubereitungszeit: 15 Minuten, Stehzeit: 4-5 Stunden

Zutaten:

Reis, gepufft (100 g)
Schokolade, dunkel (100 g)
Butter (4 EL)
Ahornsirup (1 EL)

Eine kleine Auflaufform mit Backpapier auslegen.

Die Schokolade mit der Butter im Wasserbad schmelzen. Zur geschmolzenen Schokolade den Ahornsirup einrühren.

In einem Topf den Puffreis mit der flüssigen Schokolade vermischen. Die entstandene Masse in die Auflaufform geben und für mehrere Stunden in den Kühlschrank stellen.

Zum Servieren mit einem scharfen Messer in kleine Stücke schneiden.

Karamellisiertes Popcorn

Zubereitungszeit: 1,5 Stunden

Zutaten:

Mais, getrocknet (100 g)	Zuckersirup (50 ml)
Pflanzenöl (2 EL)	Vanillinzucker (1 Pck.)
Butter (100 g)	Backpulver (2 Msp.)
brauner Zucker (100 g)	Salz

In einem mittelgroßen Topf 2 EL Pflanzenöl erhitzen und den Boden des Topfes zu einem Drittel mit Maiskörnern bedecken. Nicht vergessen den Deckel auf den Topf geben. Zunächst bei hoher Hitze auf den Herd stellen, sobald die ersten Körner poppen die Hitze reduzieren und den Topf ein bisschen auf der Herdplatte schütteln. Wenn die Pops weniger werden, den Topf von der Platte nehmen und den Inhalt erkalten lassen.

Das Popcorn in einer Auflaufform im Ofen bei 100°C warm halten. In einer Pfanne die Butter schmelzen. In die geschmolzene Butter den braunen Zucker, Vanillinzucker, Zuckersirup und eine Prise Salz einrühren und bei niedriger Hitze langsam zum Kochen bringen. Unter ständigem Rühren 5 Minuten kochen und dann das Backpulver unterrühren. Den karamellisierten Zucker über das Popcorn verteilen, gut umrühren und das Popcorn wieder in den heißen Ofen stellen. Das Popcorn eine Stunde bei 100°C im Ofen lassen und alle 10 Minuten umrühren.

Erdbeer-Bananenshake

Zubereitungszeit: 10 Minuten, für 2 Personen

Zutaten:

Bananen, reif (2 Stück)
Erdbeeren (200 g)
Milch, laktosefrei (200 ml)
Vanillinzucker (1 Pck.)

Die Bananen schälen und in einem Gefrierbeutel zusammen mit den Erdbeeren über Nacht in den Gefrierschrank geben.

Die gefrorenen Bananen und die gefrorenen Erdbeeren in den Standmixer geben, die Milch und den Vanillinzucker dazugeben und dann mixen. Je nach Geschmack mit etwas Zucker nachsüßen.

Mandarinen-Bananenquark

Zubereitungszeit: 15 Minuten, für 2 Personen

Zutaten:

Mandarinenfilets, Konserve (175 g)
Banane, reif (1 Stück)
Limette (1 Stück)
Quark, laktosefrei (200 g)
Zucker (2 TL)

Die Limette waschen und die Schale fein reiben.

Die Banane in kleine Stücke schneiden und in eine Schüssel geben. Die geriebene Limettenschale und den Saft der Limette dazugeben und die Banane mit einer Gabel zerdrücken.

Den Quark und den Zucker in die Schüssel geben und kräftig mit der zerriebenen Banane verrühren.

Die Mandarinenfilets abgießen, in die Schüssel geben und vorsichtig unterrühren.

Zum Verzieren eignen sich ein paar Blätter Minze und ein paar Mandarinenfilets.

Zuckermelonen-Smoothie

Zubereitungszeit: 10 Minuten, für 2 Personen

Zutaten:

Zuckermelone, reif (½ Frucht)
Eiswürfel
Limette (1 Stück)
Zucker (1 EL)
Zitronenmelisse, frisch (½ Bund)

Die Melone von Kernen und Schale befreien, in kleine Stücke schneiden und in den Standmixer geben.

Den Saft der Limette, Zucker, gewaschene Blätter der Zitronenmelisse und Eiswürfel dazu geben. Die Eiswürfel sollten in etwa das halbe Volumen der zugegebenen Melone ausmachen.

Kräftig mixen und in einem hohen Glas servieren.

Kiwi-Melonen Smoothie

Zubereitungszeit: 10 Minuten, für 2 Personen

Zutaten:

Zuckermelone, reif (½ Frucht)
Kiwi (2 Stück)
Eiswürfel
Zucker (1 EL)
Ingwer, frisch (ca. 10 g)

Die Melone von Kernen und Schale befreien, in kleine Stücke schneiden und in den Standmixer geben.

Den Ingwer mit einem scharfen Messer in dünne Streifen schneiden und in den Mixer geben. Die Kiwis schälen, vierteln und in den Standmixer geben. Den Zucker und die Eiswürfel zugeben. Die Eiswürfel sollten in etwa dem Volumen der zugegebenen Melone entsprechen.

Kräftig mixen und gut gekühlt servieren.

Blaubeer-Himbeer Shake

Zubereitungszeit: 10 Minuten, für 2 Personen

Zutaten:

Blaubeeren (200 g)
Himbeeren (200 g)
Joghurt, laktosefrei (200 g)
Wasser (100 ml)
Zucker (1 EL)
Vanillinzucker (1 TL)
Minze, frisch (10 Blätter)

Die Blaubeeren und die Himbeeren über Nacht in den Gefrierschrank geben.

Die gefrorenen Beeren mit dem Joghurt, dem Wasser, dem Zucker, dem Vanillinzucker und der Minze in den Standmixer geben. Wenn die Beeren nicht gefroren sind, einen Teil des Wassers durch Eiswürfel ersetzen.

Alle Zutaten kräftig mixen und gut gekühlt servieren.

Ananas-Minz Dessert

Zubereitungszeit: 10 Minuten, für 2 Personen

Zutaten:

Ananas (1 Stück)
Frische Minze (1 Bund)
brauner Zucker (2 EL)
Joghurt, laktosefrei (150 g)

Die Ananas schälen, den Strunk entfernen und in kleine Stücke schneiden.

Die frische Minze waschen und sehr klein schneiden.

In einer Schüssel die Ananasstücke, Zucker, Minze und Joghurt gut vermischen und den Dessert eine Stunde im Kühlschrank ziehen lassen.

Zum Servieren in Portionsschälchen geben und mit Minzblättern dekorieren.

Weitere Informationsquellen

Internetseiten

Folgende Internetseiten sind hilfreich, wenn Sie weitere Informationen und aktuelle Updates zur FODMAP-reduzierten Diät suchen.

http://www.fodmap-info.de
http://www.fodmaps.de
http://www.reizdarmtherapie.net/
http://diefodmapkoechin.com/
http://www.ibsdiets.org/fodmap-diet
http://www.med.monash.edu/cecs/gastro/fodmap

Bücher (deutschsprachig)

Folgende deutschsprachige Bücher sind hilfreich, wenn Sie ausführliche Informationen zur FODMAP-reduzierten Diät suchen.

Storr, M.; Der Ernährungsratgeber zur FODMAP-Diät: Die etwas andere Diät bei Reizdarm, Weizenunverträglichkeit und anderen Verdauungsstörungen; Zuckschwerdt Verlag (Januar 2015)

Shepherd, S. und Gibson, P.; Die Low-FODMAP-Diät: Nahrungsmittel-Intoleranzen entlarven und beschwerdefrei genießen; TRIAS Verlag (Februar 2015)

Storr, M.; Der große Patientenratgeber Reizdarmsyndrom: mit FODMAP-Diät; Zuckschwerdt Verlag (2. Auflage 2016)

Storr. M.; FODMAP-Kompass. Tabellenband zur Low-FODMAP Diät mit Bewertung von über 500 Lebensmitteln und Nahrungsmittelzusatzstoffen; BoD Verlag (Mai 2015)

Buhmann, C.; Das FODMAP-Konzept: Leichte Küche bei Reizdarm. AT Verlag (2016)

FODMAP Apps

Inzwischen gibt es verschiedene Apps zur FODMAP-Diät für Apple und Android. Die Apps enthalten die Nahrungsmittel aufgelistet nach FODMAP-reich oder FODMAP-arm. In manchen Apps werden auch Zwischenstufen wie moderater FODMAP Gehalt angegeben.

Die meisten dieser Apps enthalten nur Informationen zu wenigen Nahrungsmitteln und eignen sich für die schnelle Information zu alltäglichen Nahrungsmitteln. Daher sind diese Apps aktuell entbehrlich, da sie selten über den Informationsgehalt einer kurzen Nahrungsmittelliste mit 50-100 Nahrungsmitteln hinausgehen. Die kostenfreien Apps sind aber als Erinnerungshilfe beim Einkaufen geeignet.

Die meisten Apps enthalten nur Nahrungsmittellisten, manche Apps enthalten in kleiner Menge auch allgemeine Zusatzinformationen oder Rezepte.

Tipp: Zum Einkaufen am besten eine Liste der FODMAP Nahrungsmittel (www.fodmap-info.de) und einen Einkaufszettel mitnehmen. Wer eine solche kopierte Liste nicht mitnehmen möchte oder diese immer wieder daheim vergisst, für den ist eine zusätzliche App hilfreich. Die aktuellsten Nahrungsmittellisten finden sich in der App der Monash Universität aus Australien, stimmen bei unterschiedlichen Portionsgrößen aber nicht zu 100% mit deutschen Bewertungen überein.

Verwendete Abkürzungen

cm = Zentimeter

EL = Esslöffel

FODMAP = fermentierbare Oligo-, Di- und Monosaccharide und Polyole

g = Gramm

GFD = Glukose-Fruktose-Sirup

HFCS = high fructose corn sirup

HFGS = high fructose glucose sirup

L = Liter

ml = Milliliter

Msp = Messerspitze

Pck = Päckchen

TL = Teelöffel